肩關節攣縮的評估與運動治療

監修　林典雄

執筆　赤羽根良和

監修的話

　　日本首次實施物理治療國家考試的那年，好巧不巧地就是我出生那年。21年之後，我在大阪接受國家考試，通過後，在日本三重縣的國立醫院當 PT，開啟了我的 PT 生涯。當時，三重縣的物理治療師連 30 位都不到，在一間醫院裡，光是有物理治療師，就會被大家認為那裡的復健治療做得很進步。當年在這樣的環境中當物理治療師，從動作系統障礙、腦血管病變、呼吸系統、循環系統、運動傷害等，什麼都要會。物理治療師必須像個通才一樣，當然這也是有好有壞。

　　這幾年，國家考試的合格人數已經逼近一萬人，培養物理治療師的學校，每年入學名額全部加總起來更超過兩千人，各位必須知道，這是耗費 35 年的時間才達到的成果。看到入學名額在短時間內大增，就知道社會上對 PT 有相當的需求。但是在這樣的社會背景中，想先經歷各個領域，再踏入專門領域精進，反而變得很困難。就拿動作系統障礙來說好了，在某間醫院可能是以治療脊椎疾病為主，但在另一間診所可能是以肩肘關節病症為主要診療範疇。甚至在較有規模的復健科，還會在科內細分成：動作系統障礙組、腦血管病變組等等，並要求 PT 在該領域具備高度專業。可以說，現在的物理治療師已經不需要當個樣樣通，而是從一開始，就需要高度專業的知識和相當的技術水平。

　　因應這樣的需求，運動與醫學出版社針對「肩關節攣縮」這樣特定的主題，出版了此書。負責撰寫的赤羽根良和，是少數我在臨床上親自帶過的學生。赤羽根同學之前有一位交情深厚的朋友，就是吉田骨科醫院的中宿同學，兩人是互相較勁的對象。他們倆總是十分地熱情地在學習上切磋、較量各自的手腕，也拿出最真誠的態度，面對患者。如今赤羽根同學已經獨當一面，在佐藤骨科醫院擔任院長的左右手，持續在醫療的第一線努力著。

　　在我的恩師當中，有一名骨科醫師，他總是說：「物理治療師在功能解剖學上怎麼能輸給其他醫療專業！改善關節活動度這種事，要做得比其他人都更快、更擅長才行！」一旦確實地掌握了關節攣縮，相關的疼痛問題自然就會處理，其他伴隨攣縮的現象，也都可以聯想到。也要感謝各位讀者選了本書，我們學會投注了極大的心力，在研究關節攣縮的診療，這本書等於集結了日本骨

科復健學會的精華。赤羽根同學身為骨科復健學會的第二代領導人，也想透過本書將諸多訊息傳達給讀者們，對此我十分地敬佩，也期許他在未來能夠更加地活躍。

　面對患者時要懷抱誠意，平時自己也要磨練診療技術；但技術的背後，需要解剖學、生理學、運動學的知識，這些技術才能夠有再現性，也才能用言語說明病症的背景。物理治療師的工作需要直接接觸患者，也因此，更該要求自己在臨床上具備這樣的技術和知識。最後，很高興本書能夠順利出版，在此向運動與醫學出版社的各位人員致上最深的謝意。

運動器機能解剖研究所（Musculoskeletal Functional Anatomy Research Institute）所長　林典雄

序

感謝各界的協助，讓本書得以順利付梓，在此獻上至深的謝意。又，筆者在學生時期承蒙恩師林典雄（現任運動器機能解剖研究所所長）提點；在撰寫本書時，老師也爽快地允諾，負責本書監修。老師在百忙之中撥冗批閱不才之文章，更正諸多錯漏字，小生著實感謝。當年在老師門下學習，將物理治療師應具備的、重要的基礎觀念和精髓，一一傳授予我，小生至今仍感念在心。

回想起來，成為物理治療師至現在，已經過了十幾個年頭，最初任職的地方，是日本愛知縣豐田市的吉田骨科醫院。當時的復健科，仍然以傳統的物理治療方式為大宗。在我任職後，林老師出了兩項功課給我：要我每天花三小時唸書，還有要求我看兩萬張正常的 X 光片。

從那天起，只要有時間，我就翻找文獻，養成了閱讀文獻的習慣；幾個月之後，甚至不讀點文獻就渾身不對勁。但另一項功課 —— 看 X 光片，就沒有那麼容易做到了。因為那時候只有在診療室才能看 X 光片，於是我和當時的同事 —— 中宿醫師（現為吉田骨科醫院復健科科長）商量，讓我假日也能到醫院去看 X 光片。

記得一開始還看不太懂的 X 光片，在看完一萬張之後，逐漸掌握住了軟組織的相對位置和形態。那段感到自我成長的過程，至今仍記憶猶新。一旦學會看正常的影像之後，就能從骨折的形態，推測出有哪些軟組織受傷，術後表現也能從 X 光看出來，這時我才深刻地感受到會看 X 光片的重要性。

在本書中，將肩關節攣縮做了一個彙整。臨床上，想要準確地判斷軟組織的攣縮，是非常困難的事。因此，為了能明確了解攣縮背後的成因（肌肉、韌帶、關節囊），在書中詳述了不同組織的評估方式，並且介紹運動治療的方法論。肩關節靠著軟組織獲得穩定和支撐，因此，軟組織攣縮會造成肩關節的功能障礙。若撇除發炎期不談，一般來說，關節活動度受限最主要的原因，還是來自於軟組織的攣縮，很少會是骨頭的影響或其他因素。

又，若想要準確地診察疾病表現，觸診是十分關鍵的技術。診察時，必須確實地找出哪裡有壓痛。一旦出現壓痛，就表示有異常。除此之外，還要認識軟

組織的立體形態，才能確實地伸展組織附著部位。肌肉是很容易出現壓痛、攣縮、縮短的組織，因此，若能在正確的時機，給予肌肉適當的伸展、收縮，就能得到很好的治療成效。

最後，本書承蒙骨科復健學會不吝分享，方能獲得此般豐富的知識與技術，在此感謝學會的各位理事和評議員。沒有各位的指導，就沒有這本書，萬分感謝各位的協助。

此外，也要感謝關東勞災醫院中央復健部的今屋健老師、勝木秀治老師、Condition Lab 的園部俊晴老師，各位老師在校閱文稿時，煞費苦心；還有將我的想法繪製成插圖、負責設計的谷本健先生，以及負責排版、設計的大見廣道先生，還有運動與醫學出版社的各位同仁，以及辛苦拍攝照片的佐藤骨科齋藤正佳醫師和服部潤醫師，在此誠摯地向各位道謝。

佐藤骨科物理治療師　赤羽根良和

目 次
肩關節攣縮的評估與運動治療

第 1 章　肩關節的基礎知識

1. 肩關節複合體 ——————————————————————————————— 2
　① 基本的骨骼構造 ………………………………………………… 2
　② 解剖學上的關節 ………………………………………………… 14
　③ 功能學上的關節 ………………………………………………… 18
　④ 旋轉肌間隔周圍的解剖構造 …………………………………… 21

2. 肩關節的動作和肩關節特有的姿勢 ——————————————— 23
　① 肩關節的動作方向和迴旋姿勢 ………………………………… 24
　② 零位（Zero position） ………………………………………… 25

3. 穩定盂肱關節的結構 ——————————————————————— 27
　① 靜態穩定結構 …………………………………………………… 27
　② 動態穩定結構 …………………………………………………… 28

4. 肩峰下關節的功能 ———————————————————————— 31
　① 肩關節上提時大結節的移動軌跡 ……………………………… 31
　② 肩峰下關節的功能 ……………………………………………… 32

5. 肩關節上提時肱骨頭在關節盂的移位 ————————————— 33

6. 肩胸關節的功能 ————————————————————————— 34
　① 肩帶的固定 ……………………………………………………… 34
　② 肩關節的活動範圍增加 ………………………………………… 36
　③ 肩關節的肌力增加 ……………………………………………… 37
　④ 肩胛肱骨節律 …………………………………………………… 38

第 2 章　肩關節攣縮的基本評估

1. 問診 ——————————————————————————— 45
　① 疼痛的發作時期　………………………………………………… 45
　② 疼痛發作的原因　………………………………………………… 46
　③ 表示疼痛部位的方法（palmar indication・one point indication）… 48
　④ 發現疼痛的部位　………………………………………………… 49

2. 視診 ——————————————————————————— 51
　① 從前方觀察　……………………………………………………… 51
　② 從側面觀察　……………………………………………………… 52
　③ 從後面觀察　……………………………………………………… 52
　④ 從上方視診　……………………………………………………… 54

3. 觸診 ——————————————————————————— 55
　① 觸診技術的基礎　………………………………………………… 55
　② 臨床評估時發現壓痛的意義　…………………………………… 55

第 3 章　肩關節攣縮的基本概念

1. 關節攣縮與疼痛的關係 ————————————————— 63
　① 攣縮性動作系統障礙　…………………………………………… 64
　② 疼痛性動作系統障礙　…………………………………………… 65

2. 關節攣縮與肌力低下的關係 ——————————————— 66
　① 活動範圍受限　…………………………………………………… 67
　② 不符合生理的關節活動會造成的影響　………………………… 67

3. 穩定的關節活動 ————————————————————— 68
　① 穩定的關節　……………………………………………………… 69
　② 不穩定的關節　…………………………………………………… 70

第4章　肌肉痙攣和肌肉縮短的區別

1. 肌肉痙攣的生理機轉 —————————————————————— 77

2. 肌肉縮短的生理機轉 —————————————————————— 79

3. 肌肉痙攣和肌肉縮短的評估方式 ————————————————— 81
   ① 評估方式——如何鑑別肌肉痙攣和肌肉縮短 ···························· 81

4. 肌肉痙攣和肌肉縮短的運動治療 ————————————————— 82
   ① 反覆性等長收縮的生理機轉 ······································· 82
   ② 反覆性等長收縮的臨床應用 ······································· 85

第5章　肌肉造成的攣縮

1. 掌握攣縮所需要的肌肉評估基本知識 ———————————————— 91
   ① 肌肉的作用 ··· 91
   ② 肌肉壓痛評估 ··· 93
   ③ 肌肉伸展測試 ··· 94

2. 肩關節肌肉群的功能解剖學與評估方式 ——————————————— 95
   ① 棘上肌 ·· 95
   ② 棘下肌 ·· 97
   ③ 小圓肌 ··· 100
   ④ 肩胛下肌 ··· 102
   ⑤ 大圓肌 ··· 105
   ⑥ 闊背肌 ··· 107
   ⑦ 三角肌（前纖維、中纖維、後纖維 ） ··························· 109
   ⑧ 胸大肌 ··· 113
   ⑨ 肱二頭肌 ··· 115
   ⑩ 喙肱肌 ··· 118
   ⑪ 肱三頭肌長頭 ··· 120

3. 面對肌肉造成的攣縮可施行的運動治療 —————————————— 123
   ① 棘上肌 ··· 124
   ② 棘下肌 ··· 128
   ③ 小圓肌 ··· 132
   ④ 肩胛下肌 ··· 134

⑤ 大圓肌 ·· 138

⑥ 闊背肌 ·· 140

⑦ 三角肌 ·· 142

⑧ 胸大肌 ·· 150

⑨ 肱二頭肌 ·· 154

⑩ 喙肱肌 ·· 158

⑪ 肱三頭肌長頭 ·· 160

第 6 章　肩關節上方支持組織沾黏所造成的攣縮

1. 肩關節上方支持組織沾黏的臨床發現 ────────── 166

① 喙肩弓下的攣縮與臨床特徵 ······································· 166

② 旋轉肌間隔（喙肱韌帶）周邊的攣縮與臨床特徵 ··········· 170

③ 肱二頭肌長頭腱的周邊組織損傷與臨床特徵 ··············· 171

2. 肩關節上方支持組織沾黏的評估方法 ────────── 173

① 典型的姿勢與肩帶的評估方法 ···································· 173

② 上方支持組織伸展測試 ·· 175

③ 夜間疼痛的臨床評估 ··· 177

3. 運動治療的具體方式 ───────────────── 179

① 上方支持組織沾黏的運動治療 ···································· 179

② 分離沾黏操作：旋轉肌袖與肩峰下滑液囊的沾黏 ·········· 180

③ 旋轉肌間隔（喙肱韌帶）攣縮的伸展方法 ·················· 182

第 7 章　關節囊韌帶引起的攣縮

1. 關節囊韌帶的功能解剖與臨床發現 ──────────── 188

① 靜態穩定結構的伸展位置與其功能 ····························· 189

② 關節腔內壓力與盂肱關節的功能 ································ 194

③ Oblique translation 理論 ··· 194

2. 關節囊韌帶攣縮的評估方法 ───────────────── 195

① 前上側關節囊、SGHL、CHL 的伸展測試 ·················· 195

② 前側關節囊、MGHL 的伸展測試 ······························ 196

③ 前下側關節囊、AIGHL 的伸展測試 ·························· 196

④ 後上側關節囊的伸展測試 ⋯⋯⋯⋯⋯⋯⋯⋯⋯⋯⋯⋯⋯⋯⋯⋯⋯⋯⋯⋯⋯ 197

⑤ 後側關節囊的伸展測試 ⋯⋯⋯⋯⋯⋯⋯⋯⋯⋯⋯⋯⋯⋯⋯⋯⋯⋯⋯⋯⋯⋯ 198

⑥ 後下側關節囊、PIGHL 的伸展測試 ⋯⋯⋯⋯⋯⋯⋯⋯⋯⋯⋯⋯⋯⋯⋯ 198

3. 運動治療的具體方式 ─────────────────────── 200

① 前上側關節囊、SGHL、CHL 的伸展方法 ⋯⋯⋯⋯⋯⋯⋯⋯⋯⋯⋯ 200

② 前側關節囊、MGHL 以及前下側關節囊、AIGHL 的伸展方法 ⋯⋯ 201

③ 後上側關節囊的伸展方法 ⋯⋯⋯⋯⋯⋯⋯⋯⋯⋯⋯⋯⋯⋯⋯⋯⋯⋯⋯⋯ 202

④ 後側關節囊的伸展方法 ⋯⋯⋯⋯⋯⋯⋯⋯⋯⋯⋯⋯⋯⋯⋯⋯⋯⋯⋯⋯⋯ 202

⑤ 後下側關節囊、PIGHL 的伸展方法 ⋯⋯⋯⋯⋯⋯⋯⋯⋯⋯⋯⋯⋯⋯ 203

⑥ AP 的伸展方法 ⋯⋯⋯⋯⋯⋯⋯⋯⋯⋯⋯⋯⋯⋯⋯⋯⋯⋯⋯⋯⋯⋯⋯⋯⋯ 204

第 8 章　肩帶功能障礙與肩關節活動範圍（攣縮）的關聯

1. 肩帶周圍肌肉的功能解剖與壓痛的檢查方式 ──────────── 210

① 斜方肌 ⋯⋯⋯⋯⋯⋯⋯⋯⋯⋯⋯⋯⋯⋯⋯⋯⋯⋯⋯⋯⋯⋯⋯⋯⋯⋯⋯⋯⋯ 210

② 前鋸肌 ⋯⋯⋯⋯⋯⋯⋯⋯⋯⋯⋯⋯⋯⋯⋯⋯⋯⋯⋯⋯⋯⋯⋯⋯⋯⋯⋯⋯⋯ 212

③ 菱狀肌 ⋯⋯⋯⋯⋯⋯⋯⋯⋯⋯⋯⋯⋯⋯⋯⋯⋯⋯⋯⋯⋯⋯⋯⋯⋯⋯⋯⋯⋯ 214

④ 提肩胛肌 ⋯⋯⋯⋯⋯⋯⋯⋯⋯⋯⋯⋯⋯⋯⋯⋯⋯⋯⋯⋯⋯⋯⋯⋯⋯⋯⋯⋯ 215

⑤ 胸小肌 ⋯⋯⋯⋯⋯⋯⋯⋯⋯⋯⋯⋯⋯⋯⋯⋯⋯⋯⋯⋯⋯⋯⋯⋯⋯⋯⋯⋯⋯ 217

2. 肩胸關節的功能低下 ───────────────────────── 219

① 肩帶的功能障礙與肩峰下夾擠症候群的關聯 ⋯⋯⋯⋯⋯⋯⋯⋯⋯ 219

② 肩帶的不良姿勢及動作障礙，兩者與胸廓出口症候群的關聯 ⋯⋯ 220

3. 肩帶周圍攣縮的評估方式 ───────────────────── 221

4. 運動治療的具體方式 ───────────────────────── 222

① 肩胛骨周圍肌肉的治療操作方式 ⋯⋯⋯⋯⋯⋯⋯⋯⋯⋯⋯⋯⋯⋯⋯ 222

② 肩胛骨周圍韌帶的治療操作方式 ⋯⋯⋯⋯⋯⋯⋯⋯⋯⋯⋯⋯⋯⋯⋯ 228

第1章
肩關節的基礎知識

1. 肩關節複合體   P2

2. 肩關節的動作和肩關節特有的姿勢   P23

3. 穩定盂肱關節的結構   P27

4. 肩峰下關節的功能   P31

5. 肩關節上提時肱骨頭在關節盂的移位   P33

6. 肩胸關節的功能   P34

1. 肩關節複合體

　　肩關節複合體的組成，包含了肱骨、肩胛骨、鎖骨構成的骨性結構，以及各種軟組織附著於其上。

　　肩關節複合體的關節功能，又分成解剖學和功能學兩種層面。前者指的是盂肱關節、肩鎖關節、胸鎖關節，這些關節有滑液膜、關節囊等一般關節所具有的構造；後者指的是喙鎖機制（C-C mechanism）、肩鎖關節、肩胸關節，這些關節中並沒有滑液膜組織。功能學上的關節具有輔助效果，能讓解剖學上的關節在動作時更有效率。

　　除了這些關節之外，旋轉肌間隔也會因應關節位置的變化，調整關節內壓，使關節活動更穩定；對於肩關節複合體有著重要的作用。

　　治療肩關節的各個組成結構時，要能正確地評估各個構造的功能，如此才能根據評估結果，來建立並施行運動治療。

① 基本的骨骼構造

　　肩關節複合體的基本骨骼構造，包含了如同支柱的肱骨、肩胛骨、鎖骨，也包含帶來活動性、支撐性、穩定性等功能的軟組織（肌肉、肌腱、韌帶、滑液膜、關節囊、滑液囊）。臨床上在處理時，要考慮到骨骼構造在三維空間中的相對位置、如何變化，以及該位置之下的功能解剖。

a）肱骨近端的特徵和必備的解剖學知識

　　肱骨近端是半圓形的肱骨頭，表面由透明軟骨構成；解剖頸附近有關節囊附著；肱骨頭的遠端有小結節、大結節。小節結和大結節之間的凹溝，稱為結節間溝，這裡是肱二頭肌長頭腱（Long Head of Biceps：LHB）的所在位置（圖1-1）[1]。

　　從大小結節的近端，直到解剖頸，都有關節囊的前半部附著；關節囊的後半部則附著在Bare area的周圍（圖1-2）[2]。

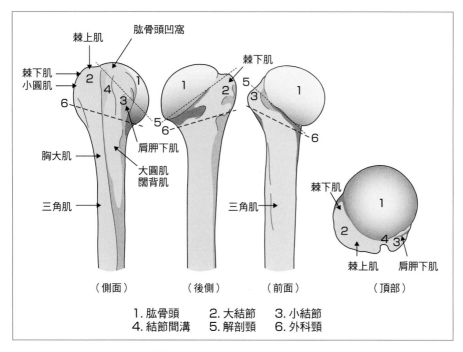

棘上肌
肱骨頭凹窩
棘下肌
小圓肌
棘下肌
胸大肌
肩胛下肌
大圓肌
闊背肌
三角肌
三角肌
棘下肌
棘上肌
肩胛下肌

（側面）　（後側）　（前面）　（頂部）

1. 肱骨頭　　2. 大結節　　3. 小結節
4. 結節間溝　5. 解剖頸　　6. 外科頸

圖 1-1　肱骨（右）的解剖構造

肱骨頭近端由肱骨頭、肱骨頸、外科頸、大結節、小結節構
成，並有許多肌肉附著於此。

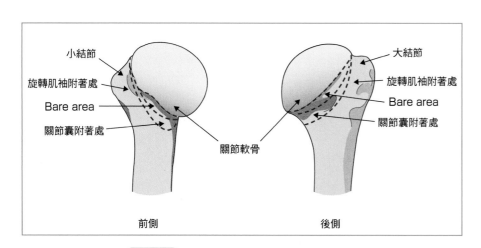

小結節
旋轉肌袖附著處
Bare area
關節囊附著處
關節軟骨
大結節
旋轉肌袖附著處
Bare area
關節囊附著處

前側　　　　　　　後側

圖 1-2　關節囊在肱骨（右）的附著位置

關節囊前半附著位置是從大、小結節的近端到解剖頸；
後半附著在Bare area外圍。

3

關節囊有部分較肥厚，是由如同韌帶一般、具有彈性的纖維構成，稱為盂肱韌帶（Glenohumeral ligament, GHL）。小結節上方有上盂肱韌帶（Superior glenohumeral ligament, SGHL）附著，小結節內側是中盂肱韌帶（Middle glenohumeral ligament, MGHL），解剖頸前下緣是前下盂肱韌帶（Anterior Inferior glenohumeral ligament, AIGHL），解剖頸的後下緣有後下盂肱韌帶（Posterior Inferior glenohumeral ligament, PIGHL）附著（圖1-3）[3]。

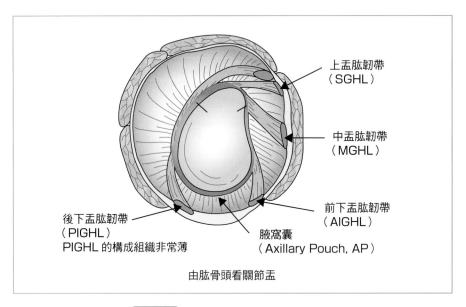

上盂肱韌帶
（SGHL）

中盂肱韌帶
（MGHL）

前下盂肱韌帶
（AIGHL）

後下盂肱韌帶
（PIGHL）
PIGHL 的構成組織非常薄

腋窩囊
（Axillary Pouch, AP）

由肱骨頭看關節盂

圖 1-3　盂肱韌帶（右）的解剖構造

關節囊有一部分較肥厚，是由如同韌帶一般、具有彈性的纖維構成，稱為盂肱韌帶。小結節的上方是上盂肱韌帶的附著處，小結節內側是中盂肱韌帶附著處，解剖頸前下緣是前下盂肱韌帶附著處，解剖頸後下緣是後下盂肱韌帶的附著處。

大結節可分成三個面，分別是：superior facet、middle facet、inferior facet，三個 facet 依序是棘上肌、棘下肌、小圓肌的附著處（圖1-4）[4]。

越靠近肌肉前端的肌內肌腱，棘上肌的肌腹就越窄縮；棘上肌的止端位於大結節的最前端，並有部分一路延伸到小結節（圖1-5）[5]。棘下肌分成橫向和斜向兩頭，最強韌的止端包覆了大結節的前緣，附著處也廣（圖1-6）[6]。小圓肌的上肌束止於大結節下側，下肌束止點位於上肌束附著處下方，且範圍更大（圖1-7）[2]。肩胛下肌的止點十分寬廣，包含了小結節前側和上側，且有部分肌纖維一路走到肱骨頭，附著於肱骨頭凹窩[7]。這部分的纖維稱為舌部，和喙肱韌帶（Coraco-Humeral Ligament, CHL）和 SGHL 一起在結節肩溝上端構成一個 Unit（圖1-8）[8]。

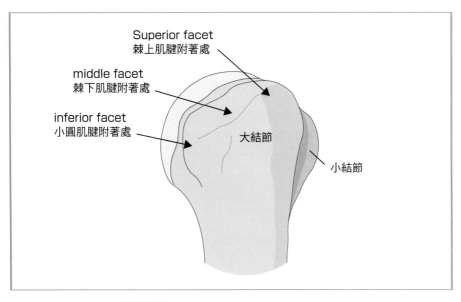

圖 1-4 （右側肱骨）大結節的解剖構造

　　大結節分成三面，分別是：superior facet、middle facet、inferior facet。這三面依序是棘上肌、棘下肌、小圓肌的附著處。

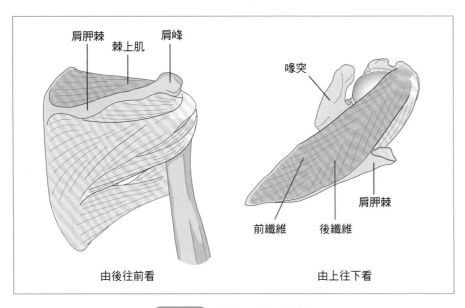

圖 1-5 棘上肌的解剖構造

　　棘上肌的肌腹到了肌肉前端、肌內肌腱所在處會逐漸變窄，最後止於大結節的最前端，還有部分肌纖維一路延伸到小結節。

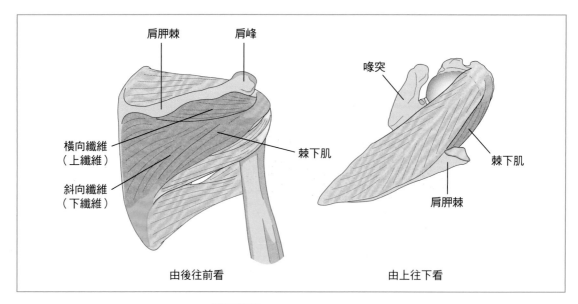

肩胛棘　肩峰

橫向纖維
（上纖維）

斜向纖維
（下纖維）

棘下肌

喙突

棘下肌

肩胛棘

由後往前看　　　　　　　由上往下看

圖 1-6　棘下肌的解剖構造

棘下肌分成橫向和斜向兩頭，最強韌的止端附著處寬廣，包覆了
大結節的前緣。

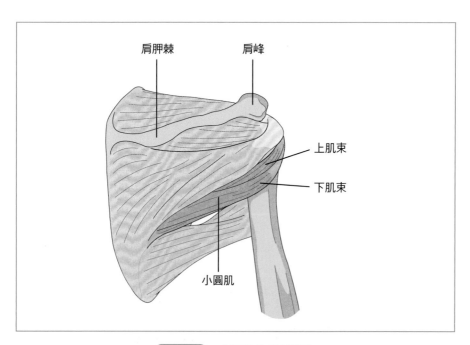

肩胛棘　肩峰

上肌束

下肌束

小圓肌

圖 1-7　小圓肌的解剖構造

小圓肌的上肌束止於大結節下側，下肌束止點更廣，位於上肌束
附著處下方。

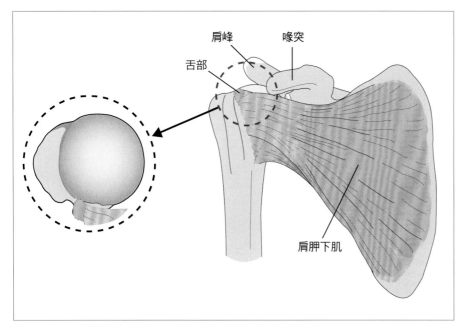

肩峰　喙突
舌部
肩胛下肌

圖 1-8　肩胛下肌的解剖構造

肩胛下肌的止端較廣，包含了小結節前側和上側，且有部分的肌纖維
一路走到肱骨頭並附著於肱骨頭凹窩，這部分稱為舌部。

b）肩胛骨的特徵和必備的解剖學知識

　　肩胛骨是扁平骨，位於胸廓的背側。和肱骨之間形成盂肱關節，和鎖骨之間構成肩鎖關節。從功能學上來看，也和胸廓構成肩胸關節（圖1-9）。

　　肩胛骨具有兩個面（肋骨面、背面），三個邊（上緣、內緣、外緣），以及三個角（上角、下角、外角）（圖1-10）[1]。

　　肋骨面指的是肩胛下窩的部分，這裡是肩胛下肌的起點。

　　背面以肩胛棘為界線，上半為棘上窩，下半為棘下窩。棘上肌起始於棘上窩，棘下肌的斜向纖維起始於棘下窩，棘下肌橫向纖維的起點則是肩胛棘的下緣（圖1-11）[9]。

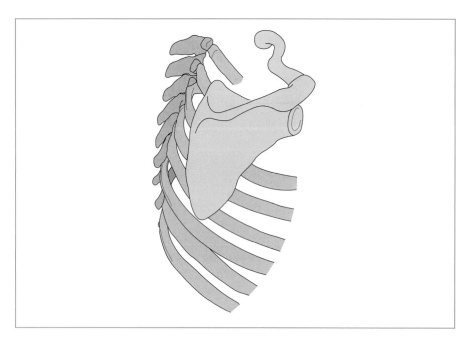

圖 1-9 肩胸關節的解剖構造

肩胸關節是功能學上的關節，由肩胛骨和
胸廓構成。

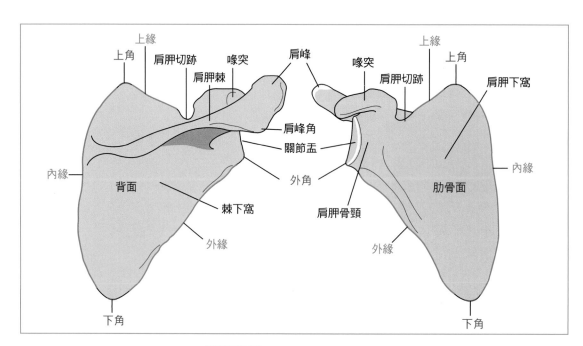

圖 1-10 肩胛骨的解剖構造①

肩胛骨具有兩個面（肋骨面、背面），三個邊（上緣、內緣、外緣），以及
三個角（上角、下角、外角）。

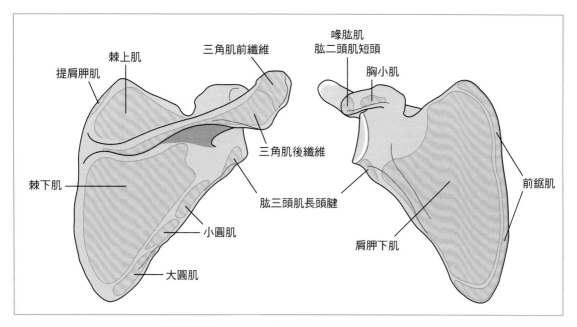

棘上肌　三角肌前纖維
提肩胛肌
喙肱肌
肱二頭肌短頭
胸小肌
三角肌後纖維
棘下肌
肱三頭肌長頭腱
前鋸肌
小圓肌
肩胛下肌
大圓肌

圖 1-11　肩胛骨的解剖構造②（肌肉附著處）
肩胛骨有許多的肌肉和韌帶附著，因此肩胛骨的動作也會受到附著
的軟組織所影響。

　　肩胛骨上緣有肩胛上神經通過，形成肩胛切跡，切跡再往外是喙突所在。喙突基部有喙突肱骨韌帶（coracohumeral ligament, CHL），也稱喙肱韌帶。喙鎖韌帶是由菱形韌帶和錐狀韌帶構成（圖 1-12）。菱形韌帶附著於喙突基部整體，錐狀韌帶僅附著於喙突基部的內後緣[10]。CHL 起於喙突基部，經過旋轉肌間隔處開始擴展，經過棘上肌腱的上側和下側，以及肩胛下肌腱的前側和後側，補強整個旋轉肌袖，最後附著於肱骨（圖 1-13）[2][11]。CHL 有部分纖維起始於喙突基部下方，到小結節還繼續延伸，越過旋轉肌間隔，繞到大結節後側才終止[8]。胸小肌除了附著於喙突，也沿著 CHL 的表面走，延伸到大結節和關節盂後上緣（圖 1-14）[12]。在喙突的前端 —— 像鳥嘴尖端的位置 —— 有喙肩韌帶、肱二頭肌短頭肌腱、喙肱肌腱附著，後兩者合為共同肌腱（圖 1-15）。

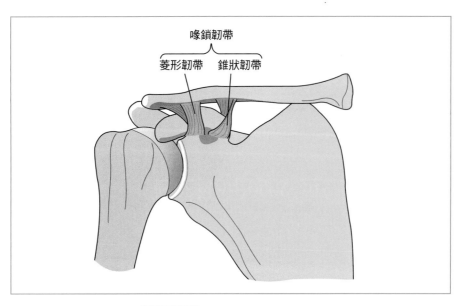

圖 1-12　喙鎖韌帶的解剖構造

菱形韌帶連接了鎖骨外1/3（斜方線）和喙突的上內側面。錐狀韌帶
連接了鎖骨外1/3（錐狀結節）和喙突基部。

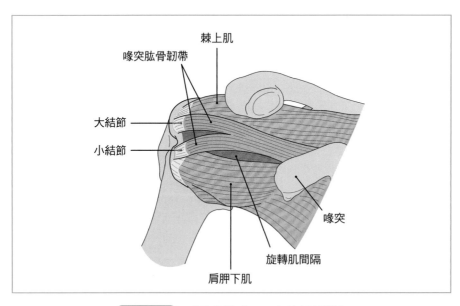

圖 1-13　喙肱韌帶（CHL）的解剖構造

喙肱韌帶起於喙突基部，從旋轉肌間隔處開始擴展，經過棘上
肌腱的上下側，以及肩胛下肌腱的前後側，補強整個旋轉肌
袖，最後附著於肱骨。

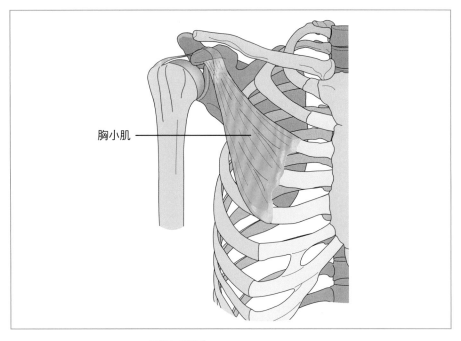

胸小肌 ────

圖 1-14　胸小肌的解剖構造

胸小肌附著於喙突，但也有部分沿著喙肱韌帶的表面，延伸到大
結節和關節盂後上緣。

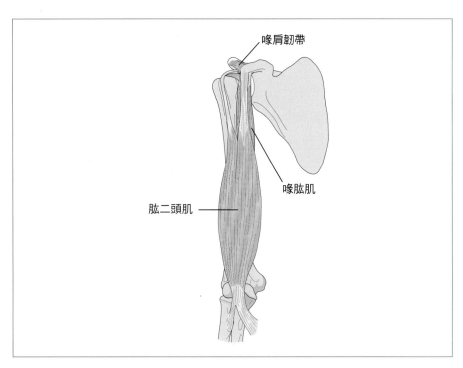

喙肩韌帶

喙肱肌

肱二頭肌 ────

圖 1-15　喙肩韌帶、肱二頭肌短頭、喙肱肌的解剖構造

喙突的前端，有喙肩韌帶、肱二頭肌短頭、喙肱肌附著，
後兩者合為共同肌腱。

肩胛骨內緣有提肩胛肌、菱狀肌、前鋸肌附著，這些肌肉雖然在胚胎學上屬於軀幹肌，卻與上臂的動作深刻關聯，是十分特別的肌肉（圖1-16）[13]。

外緣是小圓肌和大圓肌的起點。此外，小圓肌的上肌束起始於肩胛骨外緣，下肌束起始於和棘下肌之間的筋膜（圖1-17）[2]。

肩胛骨外角的關節盂，和肱骨形成關節，關節盂的周圍有關節唇和關節囊。位於外角的盂下結節（infraglenoid tubercle），是肱三頭肌長頭肌腱的起點（圖1-18）。

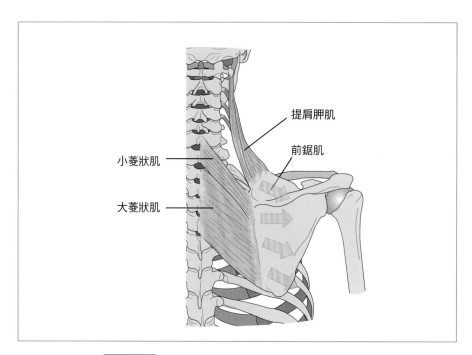

圖 1-16　提肩胛肌、菱狀肌、前鋸肌的解剖構造
內緣有提肩胛肌、菱狀肌、前鋸肌附著，這些肌肉以內緣為中心，相互拉鋸。

提肩胛肌
前鋸肌
小菱狀肌
大菱狀肌

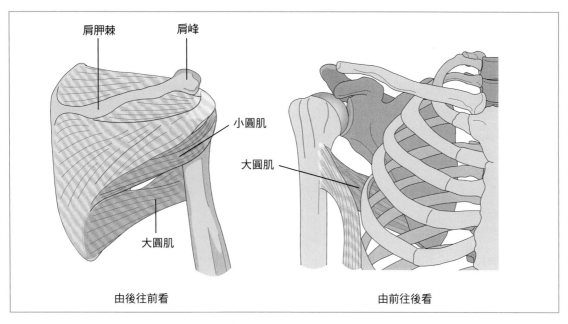

肩胛棘　　　肩峰

小圓肌

大圓肌

大圓肌

由後往前看　　　　　　　　　　　　　　由前往後看

圖 1-17 　小圓肌、大圓肌的解剖構造

外緣是小圓肌和大圓肌的起點。小圓肌的上肌束起始於肩胛骨外緣，
下肌束起始於和棘下肌之間的筋膜。

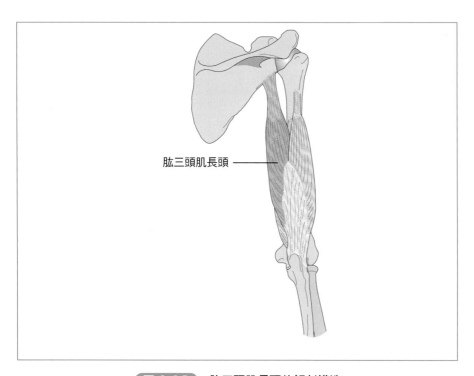

肱三頭肌長頭

圖 1-18 　肱三頭肌長頭的解剖構造

位於外角的盂下結節（infraglenoid tubercle），是肱三頭肌長
頭腱的起點。

c) 鎖骨的特徵和必備的解剖學知識

鎖骨呈現 S 形，位於胸骨和肩峰之間（圖 1-19）；和肩胛骨形成肩鎖關節，和胸骨形成胸鎖關節，並與軀幹及上臂相連[1]。

鎖骨的外 1/3 前緣有三角肌附著，內 1/2 前側有大胸肌鎖骨端的纖維附著，在胸鎖端有胸鎖乳突肌的鎖骨端附著。[3][14]。

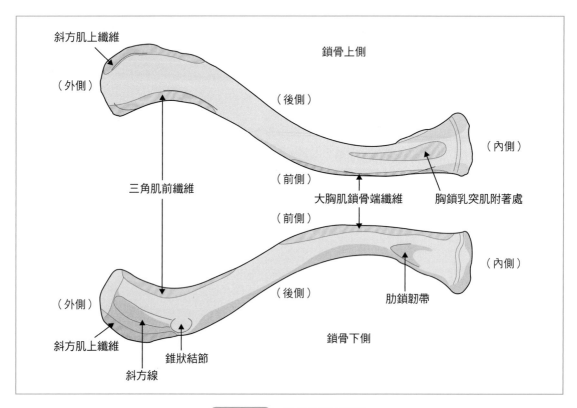

斜方肌上纖維

（外側）

鎖骨上側

（後側）

（內側）

三角肌前纖維

（前側）

（前側）

大胸肌鎖骨端纖維

胸鎖乳突肌附著處

（內側）

（外側）

（後側）

肋鎖韌帶

斜方肌上纖維

錐狀結節

鎖骨下側

斜方線

圖 1-19 **鎖骨的解剖構造**

鎖骨外形呈 S 狀，位於胸骨和肩峰之間，有許多的韌帶和肌肉附著於其上。

② 解剖學上的關節

解剖學上的關節，指的是由凹凸面的關節構造所形成的滑液膜關節，包含盂肱關節、肩鎖關節和胸鎖關節。這樣的關節可隨著動作，在關節內產生滑動、轉動、迴旋等動作。

a）盂肱關節

　　盂肱關節，是肩關節複合體的主體，也是狹義的肩關節，又稱為第一肩關節。盂肱關節是由一個大大的球體狀肱骨頭，和稍淺的關節盂，兩者湊在一起（圖1-20），構成活動度高且多方向的關節。髖關節的關節窩較大，也較深，構造上較穩定。相對地，肩關節就需要藉由軟組織來彌補骨骼構造上缺少的穩定度。功能上來看，肩關節屬於多軸關節，能夠做到三度空間的動作。

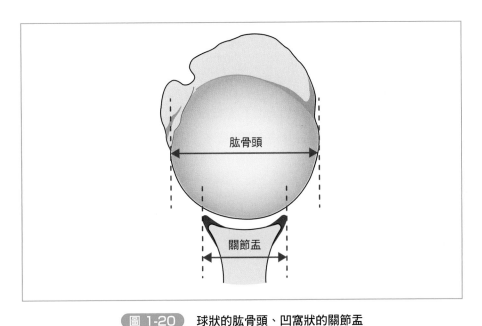

　　圖 1-20　　**球狀的肱骨頭、凹窩狀的關節盂**

　淺而小的關節盂支撐著大大的球狀肱骨頭，盂肱關節的活動度高，相對地骨性結構就不穩定。

b）肩鎖關節

　　肩鎖關節是由鎖骨遠端和肩峰形成；關節內有關節盤，周圍有肩鎖韌帶。肩鎖關節的功能，是作為肩胛骨活動的中心軸。肩關節上提時，肩胛棘和鎖骨間的交會角度 —— 棘鎖角 —— 會大增，帶動肩鎖韌帶的後方纖維；當肩關節下壓時，棘鎖間的角度會減少，肩鎖韌帶的前方纖維緊繃，於是活動便受到牽制（圖1-21）[3]。

　　在垂直軸的活動範圍有30°，矢狀軸有50°，冠狀軸有30°（圖1-22）[3][15]。

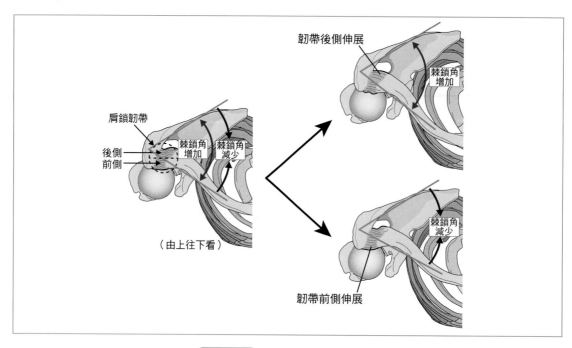

圖 1-21　肩鎖韌帶的解剖構造

肩鎖韌帶，連接鎖骨遠端的上側以及肩峰的上側。

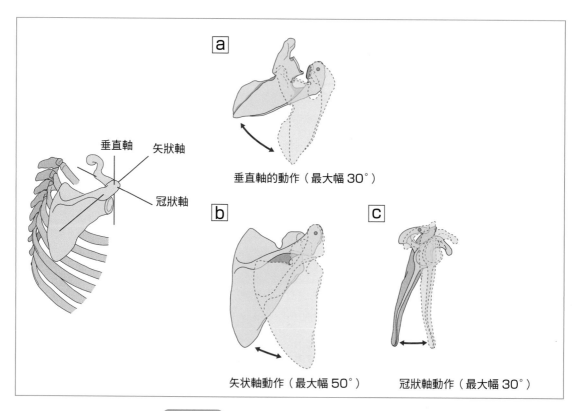

圖 1-22　以鎖骨為基準時肩胛骨的動作方向

以鎖骨為基準，肩胛骨於垂直軸活動範圍為 30°，矢狀軸為 50°，冠狀軸為30°[2]。

胸鎖關節是由鎖骨近端和胸骨柄構成的關節。關節內有關節盤，關節前方有前胸鎖韌帶，後方有後胸鎖韌帶，兩側鎖骨之間有鎖骨肩韌帶相連，和肋骨之間有肋鎖韌帶相連。胸鎖關節是鎖骨在動作時的中心軸（圖1-23）[3]。

活動範圍，在矢狀軸的上舉動作約45°，下壓約5°；在垂直軸上屈曲可達15°，伸展約15°；在冠狀軸可迴旋向後約50°（迴旋向前幾乎沒有活動角度可言）（圖1-24）[3][15]。

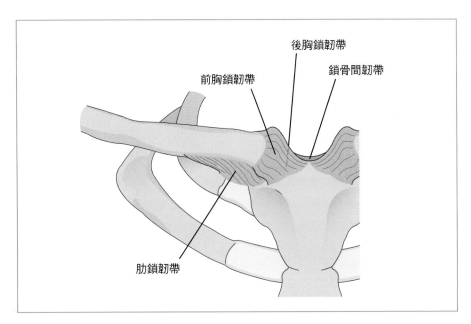

後胸鎖韌帶

前胸鎖韌帶　　　　　鎖骨間韌帶

肋鎖韌帶

圖 1-23　胸鎖關節的解剖構造

前胸鎖韌帶，連結於胸骨柄前側和鎖骨的近端前側。鎖骨間韌帶是連結兩側鎖骨之間的韌帶。

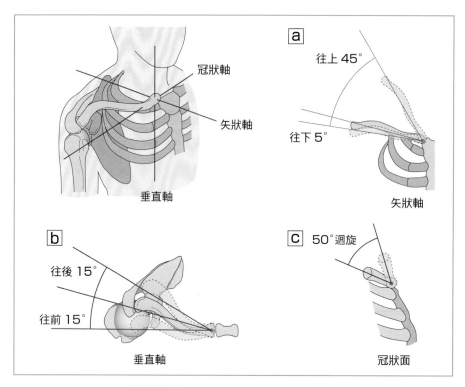

冠狀軸

矢狀軸

垂直軸

|a| 往上 45°

往下 5°

矢狀軸

|b| 往後 15°

往前 15°

垂直軸

|c| 50°迴旋

冠狀面

圖 1-24 **鎖骨相對於胸骨的活動方向**

相對於胸骨來看，鎖骨約可往上下動 50°|a|，往前後動約 30°|b|，朝中軸可達到50°|c|的活動範圍[2]。

③ 功能學上的關節

功能學上的關節，不同於滑液膜關節，是由喙鎖機轉（C -C mechanism）、肩峰下關節（又稱第二肩關節）、肩胸關節構成。功能學上的關節扮演了輔助的角色，提供支撐，使關節活動更加有效率且穩定。

a）喙鎖機制

所謂喙鎖機制指的是透過喙鎖韌帶，來調節肩鎖關節和胸鎖關節的活動。喙鎖韌帶又分成兩部分，外側是菱形韌帶，內側是錐狀韌帶。（圖 1-12）。錐狀韌帶能夠限制肩胛棘和鎖骨間角度增加的動作（肩胛骨外展、迴旋向上），而菱形韌帶則會限制棘鎖間角度減少的動作（肩胛骨內收、迴旋向下）（圖 1-25）[3]。

喙鎖機制的功用在①防止鎖骨上提，②懸吊肩胛骨，③控制棘鎖間的角度。

①和②是菱形韌帶和錐狀韌帶的共同作用，③是兩個韌帶個別作用，可想成是韌帶產生的張力，在控制鎖骨與肩胛骨之間的相對位置。

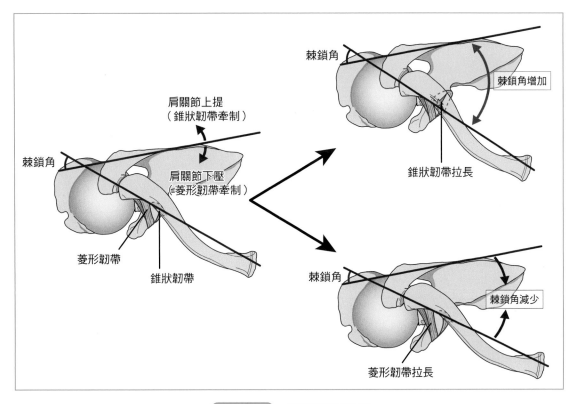

圖 1-25　喙鎖韌帶的功能

肩關節上提，使棘鎖角變大。肩關節下壓，使棘鎖角變小。

b）肩峰下關節（旋轉肌袖、喙肩弓、、肩峰下滑液囊、大結節）

肩峰下關節（又稱第二肩關節）是功能學上的關節，相對於解剖學上的盂肱關節（第一肩關節）。喙肩弓是由喙突、肩峰和兩者之間的喙肩韌帶所構成（圖1-26）。喙肩弓的下方有肩峰下滑液囊，在旋轉肌袖的滑動機制上扮演重要的角色。

肩峰下關節有以下幾種功能：①提升盂肱關節的功能，②抑制旋轉肌袖的上移（作為 depressor），③增強支點構成的作用力，④肩關節上舉時讓大結節能順利地通過喙肩弓下方[3]。

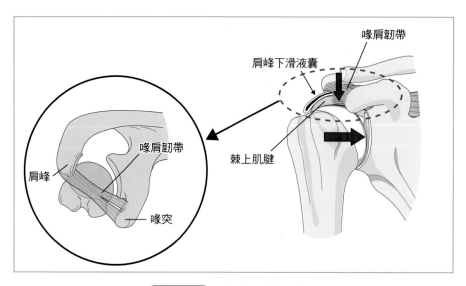

圖 1-26　**喙肩弓的解剖構造**

喙肩弓是由喙突、肩峰和兩者之間的喙肩韌帶所構成，如同圓拱狀的屋頂。
棘上肌的肌腱壓在上方，加強旋轉肌袖的支點構成作用力。

c)肩胛胸廓關節（肩胛骨、胸廓）

　　肩胸關節是肩胛骨和肋骨面之間形成的，關節內並沒有滑液膜組織（圖
1-9）。肩胛骨能藉由附著在上面的肌肉產生動作，在肱骨活動時，也能藉由
這些肌肉固定住肩胛骨。

　　動作包含了上提、下壓（往頭尾側活動），肩關節上提以及內收、外展（往內
外側動作），還有迴旋向上、迴旋向下（關節盂朝上下側活動）（圖1-27）[3]。

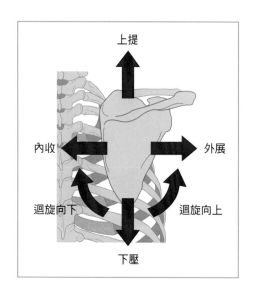

圖 1-27　**肩胛骨的基本動作**

動作包含了上提、下壓（往頭尾側活動），肩關
節上提以及內收、外展（往內外側動作），還有
迴旋向上、迴旋向下（關節盂朝上下側活動）。

④ 旋轉肌間隔周圍的解剖構造

　　棘上肌腱和肩胛下肌腱之間的空隙，稱作旋轉肌間隔。旋轉肌間隔扮演的角色，就是在旋轉肌袖緊繃或扭曲時，提供緩衝的空間，帶來彈性和動作上的餘裕。肱二頭肌長頭腱（LHB）會通過旋轉肌間隔，止於盂上結節。LHB的上方有喙肱韌帶（CHL）覆蓋。CHL並不像是一般韌帶有著緻密的結締組織，CHL是由疏鬆結締組織構成，十分地柔軟。

a）旋轉肌間隔

　　旋轉肌間隔位於肩關節前上側，如同其名，是旋轉肌群之間的空隙[16]。旋轉肌間隔由以下組織構成：棘上肌腱的前纖維、肩胛下肌腱的上纖維、CHL、上盂肱韌帶（SGHL）（圖1-28）。佐志[17]等的研究表示，旋轉肌間隔的存在，對於肩關節的穩定度和力學上的緩衝作用，發揮了重要的角色。

　　吉村[8]等的研究也提到，在①肩關節最大上提位、②外展、外旋位、③伸展位，CHL會緊繃，肩胛下肌上纖維的舌部和SGHL也會連帶地受到CHL影響而緊繃，因此達到支撐LHB的功能。

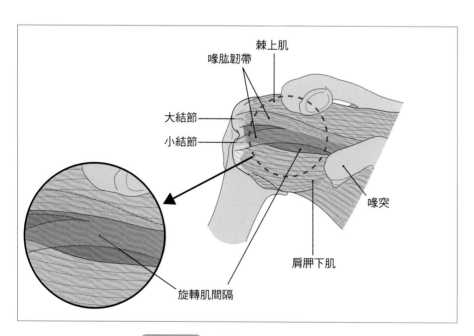

棘上肌
喙肱韌帶
大結節
小結節
喙突
肩胛下肌
旋轉肌間隔

圖 1-28　旋轉肌間隔的解剖構造

旋轉肌間隔是棘上肌和肩胛下肌之間的空隙，周圍由棘上肌腱的前纖維、肩胛下肌腱的上纖維、喙肱韌帶、關節囊共同構成。

b）肱二頭肌長頭腱（LHB）

肩關節在活動時，LHB能夠伸展或滑動，在長軸向有著很高的自由度[18][19]。尤其是在關節內到結節間溝之間的移動，急遽的改變容易產生摩擦，進而引發組織的功能異常。

位在肱骨頭的LHB，有CHL、SGHL、棘上肌前纖維、肩胛下肌腱上纖維這四個組織包圍，並給予支持（圖1-29）[20]，整個構造稱作Pulley System。在結節間溝的高度，通過關節腔的LHB有結節間溝和表層的橫韌帶包圍，LHB才能穩定[21]。但過了結節間溝之後，更遠端的區域由於不會大幅伸展或滑動，因此沒有組織包圍LHB。

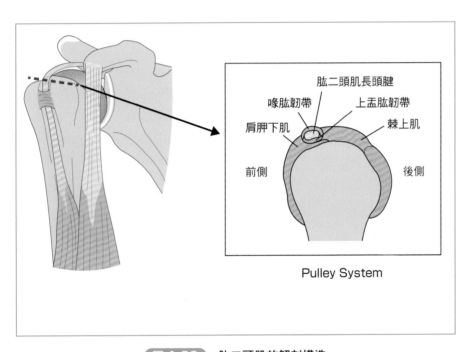

Pulley System

圖 1-29　肱二頭肌的解剖構造

LHB在肱骨頭處有Pulley System包圍。Pulley System包含：喙肱韌帶、上盂肱韌帶、棘上肌腱前纖維、肩胛下肌腱上纖維這四個組織。

2. 肩關節的動作和肩關節特有的姿勢

　　肩關節的動作，是以關節軸為中心轉動。肩關節具有三個運動面、三個運動軸，關節的動作就以這些軸、面來定義。（圖1-30）。

　　在了解各關節的相對位置和立體構造時，透過關節在各個運動軸和運動面上的動作方向，可更加明確。

　　一般書籍中，對於肌肉的作用，都是以標準姿勢為基準來描述。然而，肩關節隨著關節位置的不同，肌肉、韌帶的伸展也會有不同程度的變化。即便是同樣的肌肉，動作的起始位置不同，作用和反向作用（reversed action）也會不同。

　　臨床上，必須要了解肌肉在立體的空間中是如何作用的。

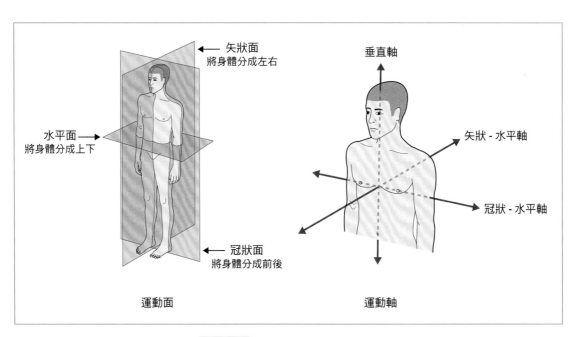

矢狀面
將身體分成左右

水平面
將身體分成上下

冠狀面
將身體分成前後

運動面

垂直軸

矢狀 - 水平軸

冠狀 - 水平軸

運動軸

圖 1-30　　**身體的運動面和運動軸**

身體在動作時，是以運動軸為中心，在運動面上做旋轉。

① 肩關節的動作方向和迴旋姿勢

肩關節的屈曲、伸展是在矢狀面上繞著冠狀軸進行，內收、外展是在冠狀面上繞著矢狀軸進行。而迴旋的動作，會因關節位置不同而有不同的運動軸、面，各個姿勢都要分別定義。

從基本姿勢起始，肘關節屈曲90°，此為肩下垂位，即第一位置（1st position）（圖1-31a）。這時的迴旋動作，是在水平面上繞行垂直軸；肩下垂位的內旋，是將手靠近腹部，外旋是將手遠離腹部。

從肩下垂位起始，將肩關節外展90°，就是肩外展位，即第二位置（2nd position）（圖1-31b）。肩外展位的迴旋，是在矢狀面上繞著水平軸動作；內旋是將手部朝下轉，外旋是將手朝上轉。

從肩外展位起始，水平屈曲90°後是肩關節水平內收位，又稱為第三位置（3rd position）（圖1-31c）。水平內收位的迴旋動作，是在冠狀面上繞行矢狀水平軸；水平內收位的內旋，是將手部朝下，外旋是將手部朝上[3]。

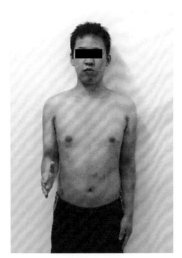
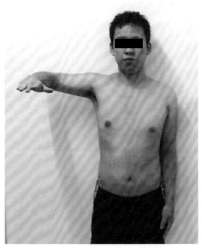
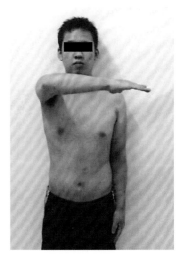

| a. 肩下垂位（1st position） | b. 肩外展位（2nd position） | c. 肩水平內收位（3rd position） |

（圖 1-31）　迴旋動作的各種關節位置

肘關節屈曲90°為肩下垂位（a），接著將肩關節外展90°，就是肩外展位（b），繼續水平屈曲90°就成了肩水平內收位（c）。

② 零位（Zero position）

Zero position 是當肱骨的長軸和肩胛棘的長軸呈一直線時肩關節的位置；一般是當肩胛骨面上提約 150° 的位置。（圖 1-32）[3]。這也是肱骨的結節間溝和肩胛骨側的盂上結節最靠近的位置，此時 inner muscle 和 outer muscle 的收縮，幾乎都是向心作用，讓肱骨頭維持在球窩內。（圖 1-33）。

梶田等 [22] 的研究中，用 CT 影像測量 Zero position，發現盂肱關節的迴旋範圍是 63.9°，佔了肩關節整體的 68%，比過去認定的範圍更廣。此外，西中 [23] 等的研究中，利用 2D/3D registration 測量 Zero position 的迴旋，發現在整個迴旋動作中，肱骨頭的上下偏移只有 1.7 mm，維持了良好的向心性。

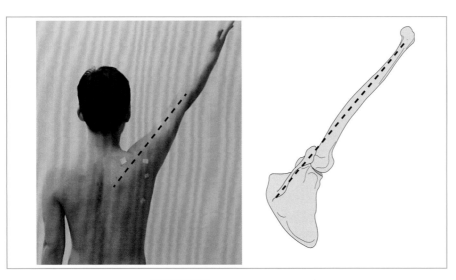

圖 **1-32** Zero position

在肩胛骨面上舉約150°，肱骨長軸和肩胛棘呈一直線，也是肱骨的結節間溝和肩胛骨側的盂上結節最靠近的位置。

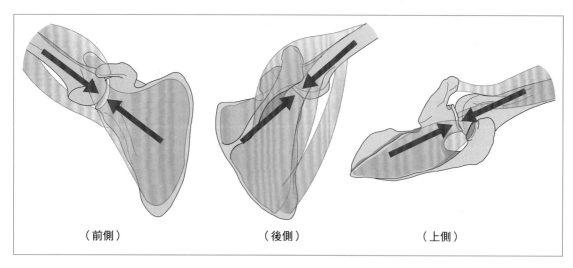

（前側） （後側） （上側）

圖 1-33 **Zero position** 的肌肉動作方向及功能

Zero position時，橫跨肩關節的所有肌肉迴旋的向量減少，發揮向心力。尤其inner
muscle的位置離關節軸較近，更是發揮向心作用的重要肌肉。

3. 穩定盂肱關節的結構

盂肱關節和其他四肢的關節相比，有著特別廣大的活動範圍，這是由於骨骼構造上的不穩定才得以成立。也因此，必須具備各種穩定關節的結構。

盂肱關節的穩定結構可概分為兩大類：靜態穩定結構、動態穩定結構。

① 靜態穩定結構

靜態穩定結構的組成組織，包含了關節囊、盂肱韌帶、關節唇，以下將分別說明各組織的功能。

a）關節囊和盂肱韌帶

關節囊的近端附著於關節唇周圍，遠端的附著位置是從大小結節到解剖頸之間。關節囊較肥厚的部分稱作盂肱韌帶，具有很好的彈性（圖1-3）。也可將兩者合併稱作關節囊韌帶（capsular ligament）[20]。關節囊韌帶在肩關節上提或迴旋時，隨著角度變化，會在不同的部位產生張力。利用這些知識，就能正確地評估攣縮部位，進而做出適當的治療。

b）關節囊的容量和關節腔內壓力

正常的盂肱關節在上臂下垂位時，腔內壓為 $-50\,cmH_2O$[25][26] 負壓時也會保持這個狀態。井樋[27]利用屍體肩來研究，發現在負壓之下具有壓合效果，即便除去了旋轉肌袖以外的肌肉和軟組織，也能達到$1\,kg$的下方牽引負荷，因此關節不會脫臼。

c）關節唇

關節唇包覆了關節盂的周圍，把本來只是淺淺的凹窩加深，讓肩關節更加穩定（圖1-34）[28][29]。關節唇的厚度如下：前緣、上緣、後緣都是$3\,mm$，下緣則接近$4\,mm$；整體來看下方較深。功能上，關節唇上緣和關節盂的接合並不緊密[30]。因此，位於肱骨頭的上方、止於關節唇上緣的LHB，就成了緩衝墊，防止肱骨頭的偏移。

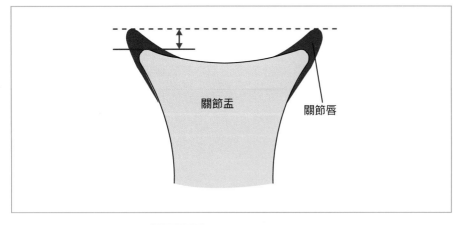

關節盂

關節唇

圖 1-34 **關節唇的解剖構造**

關節唇位於關節窩的周圍，加深了原本淺淺的凹窩，讓肩
關節更加穩定。

② 動態穩定結構

盂肱關節除了靜態穩定結構，也有旋轉肌袖（棘上肌、棘下肌、小圓肌、肩胛下肌）構成的動態穩定結構，還有半動態穩定結構的肱二頭肌長頭腱機轉（biceps mechanism），維持肱骨頭往關節盂的向心性。

a）旋轉肌袖

旋轉肌袖包覆了關節囊和關節唇周圍，附著於大小結節。旋轉肌袖的張力直接影響了支點的形成，同時也有效地讓關節囊緊繃，以增加肩關節的向心性。

棘上肌和三角肌之間的力偶關係（force couple，兩組以上的肌肉共同作用以達成動作），穩定肩關節的外展動作，在運動學上是重要的知識。（圖 1-35）[31]。而不論是肩胛下肌的內旋，或者棘下肌、小圓肌的外旋，這些肌肉作用的向量大多是向心性，都是穩定肩關節的重要肌肉（圖 1-36）[32]。

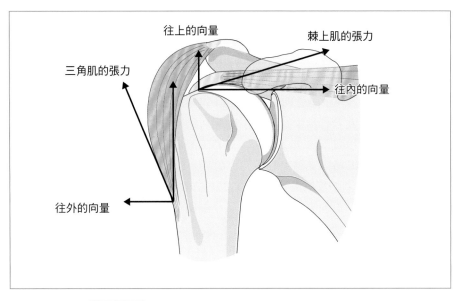

往上的向量　　棘上肌的張力

三角肌的張力

往內的向量

往外的向量

圖 1-35　三角肌和棘上肌的力偶（force couple）

藉由棘上肌往內的向量，和三角肌往外的向量，使得肩關節外展動作能順利完成。

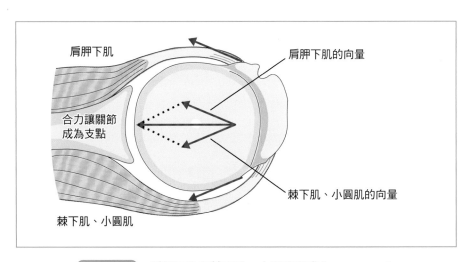

肩胛下肌　　　　　　　　　　　肩胛下肌的向量

合力讓關節
成為支點

棘下肌、小圓肌的向量

棘下肌、小圓肌

圖 1-36　肩胛下肌和棘下肌、小圓肌形成 force couple

肩胛下肌的內旋、棘下肌和小圓肌的外旋，兩組肌肉的force couple讓關節成為支點。

b）肱二頭肌機制（biceps mechanism）

　　肱二頭肌長頭腱附著在肩胛骨盂上結節及關節唇的上緣至下緣[3][33][34]。

　　位於盂上結節到結節間溝之間的關節囊內的肌腱（intracapsular portion），會因肩關節位置而有不同的滑動路徑。肩下垂位的內旋位，LHB在肱骨頭前內側滑動，肌腱的張力也較低。但是，肩下垂位的外旋位，LHB滑過肱骨頭的頂端，此時肌腱張力適中。肌腱的張力將骨頭往下壓，如同旋轉肌袖一樣，下壓的力量能讓關節成為支點（圖1-37）。如此一來，就算旋轉肌袖功能低下，在外旋位做外展動作時，有LHB穩固支點，也能夠上舉[35]。LHB也和各個動作方向的牽制有關[36]；從關節內到結節間溝時，LHB由於方向大幅改變，前內側的摩擦阻力較多。Meyer等[37]的研究中指出，除了小結節上有著骨性小結節隆起可防止LHB滑落，還有肩胛下肌腱的最前側（舌部）、上盂肱韌帶（SGHL）、喙肱韌帶（CHL）構成的膜狀構造Unit，包住了LHB，支撐LHB及其滑動路徑（圖1-29）[38][39][40][41]。

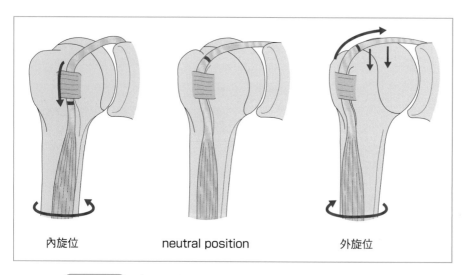

內旋位	neutral position	外旋位

圖 1-37　**在不同的迴旋位，肱二頭肌長頭腱（LHB）的功能**

LHB在迴旋位中，滑動的位置和緊繃程度的變化。肩下垂位的內旋，LHB滑動到肱骨頭前內側，張力比neutral position更低。肩下垂位的外旋，LHB滑動到肱骨頭的頂端，比起neutral position更緊繃，壓住肱骨頭的上方。

4. 肩峰下關節的功能

盂肱關節作為第一肩關節，需要穩定度和活動度，這時身為第二肩關節的肩峰下關節就負責輔助，使盂肱關節在活動上能有更高的效率。要了解肩峰下關節，就需要了解肩關節在上提時，大結節是如何活動的，以及其轉動的方向。

① 肩關節上提時大結節的移動軌跡

Sohier[42] 將大結節在肩關節上提時的軌跡定義成三段：1）上提0°～80°時，大結節位於喙肩弓外側，稱為pre-rotational glide；2）上提80°～120°時大結節位於喙肩弓正下方，為rotational glide；3）上提120°以上時，大結節的位置比喙肩弓更內側，此段為post-rotational glide。

信原[35] 更依照肩關節的活動範圍，將pre-rotational glide和rotational glide兩段滑動過程，細分成三個區間：內旋區、中間路徑區、外旋區；post-rotational glide除了以上三個區間，還加上最大上提區；因此，滑動路徑總共分成七個區間。（圖1-38）。如此區分後可知：肩關節屈曲（往前上提）時，大結節走在內旋區的前側路徑（anterior path）；在肩胛骨面上做上提時，大結節走在肩胛骨面上的中間路徑（neutral path）；肩關節外展時，大結節走在外旋區間的後外側路徑（posterolateral path）（圖1-39）。

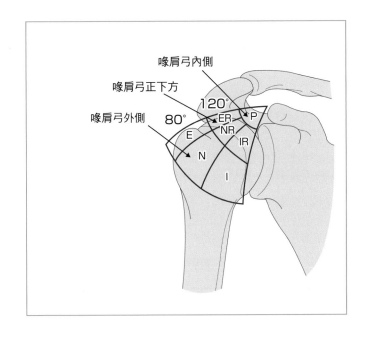

圖 1-38 肩關節上提時大結節的移動軌跡

肩關節上提時，大結節的軌跡分成三段：上提0°～80°時，位於喙肩弓外側；上提80°～120°時，大結節位於喙肩弓正下方；上提120°以上時，大結節的位置比喙肩弓更內側。
雖然中間有三種路徑（內旋區、中間路徑區、外旋區），但都會走到同樣的最終區。

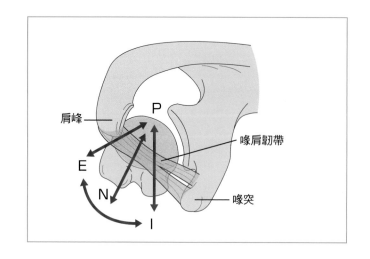

圖 1-39 喙肩弓與大結節的通過路徑

肩關節上提時，大結節通過喙肩弓下方。但要注意，大結節有外旋區 E、中間路徑區 N、內旋區 I，這三個通過路徑。

② 肩峰下關節的功能

肩峰下關節具有以下功能，可以使肩關節的活動更有效率：藉由喙肩弓可防止肱骨頭上移、作為旋轉肌袖的滑車（pulley），使支點構成作用力更強（圖1-26）[35)44)]。因此，切除喙肩弓會導致肱骨頭不穩定，容易偏向前上方。

肩關節上提時，大結節在喙肩弓下方滑動時，會有生理上的摩擦發生。喙肩弓若因為本身骨骼形態異常，或者喙肩韌帶肥厚，或者功能上的異常（如：肩胛骨前傾、向上迴旋不足），導致喙肩弓的空間窄縮，將引發更多的摩擦，肩峰下腔的壓力也會上升[45)]。臨床上碰到肩峰下夾擠時，這些運動學知識，可幫助了解夾擠的症狀表現。

而位在肩峰下方的肩峰下滑液囊，對肩峰下關節也十分重要。肩峰下滑液囊一旦腫脹、內壓上升，就容易發生肩關節的夜間疼痛[46)]。

5. 肩關節上提時肱骨頭在關節盂的移位

要能確實地治療肩關節，需要先知道關節盂內肱骨頭是如何移位的。

肩關節上提時，肱骨頭在盂內的上下移位，西中等人[47]使用 2 D／3 D registration 進行研究，發現肩下垂時，肱骨頭的位置會位於關節盂中心往下 1.7 mm 處；肩上提 80°時，往上偏移不到 1 mm；上提超過 120°時，肱骨頭幾乎位於正中央。

關於肱骨頭的前後移位，建道等人[48]使用 3 D-MRI 來測量位移程度。測量結果發現，在肩上提 30°到 90°時，肱骨頭的中心會往後位移（相對於關節盂）；上提超過 90°，會往前移。也就是說，肩關節在做上提動作時，肱骨頭通過關節盂時，會走後凸接觸面的軌道。

關於迴旋時的移位，乾等人[49][50]用 motion capture system 做了研究。結果顯示，如果是 1. 肩胛骨面上水平外展角度變大的狀況：上提初期肱骨頭會先內旋，之後轉為外旋；在上提的途中，肱骨頭將達到最大外旋。2. 水平外展角度變小的狀況：上提初期，肱骨頭一樣先內旋；但要等上提達到最大上提時，肱骨頭才會達到最大外旋。

6. 肩胸關節的功能

肩關節的動作，可區分成盂肱關節的動作，和肩胸關節的動作。正常情況下，肩關節上提可達180°，但這必須靠兩個關節的活動範圍相加才能達到。嚴格說起來，脊椎的伸展動作也必須納入考量，但這邊暫且不討論。

肩胸關節的功能，包含：①肩帶的固定、②肩關節活動範圍的擴大、③肩關節的肌力增加、④肩胛肱骨節律[46)51)52)]。

① 肩帶的固定

要挪動關節，必須有肌力作為力量來源。肌肉兩端的肌腱附著在骨頭上，肌肉收縮時，可使兩端互相拉近，產生作用。兩端當中，較輕的物體會被拉往較重的物體，肌肉也是相同情況（圖1-40）。

肱骨和肩胛骨相較之下，肱骨比較重，又還有上臂的整體荷重，因此，連結肱骨和肩胛骨的作用肌收縮時，肩胛骨會被拉向肱骨。此時，為了能挪動較重的肱骨（也就是產生肩關節的動作），肩胛骨要和鎖骨、胸廓相連，與軀幹形成一體，這樣就能夠比上臂更重了。負責與軀幹相連的，就是肩胛骨周圍的肌肉（固定肌）[53)]。

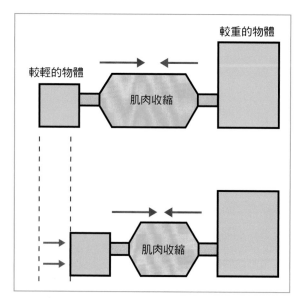

圖 1-40　**不同重量的物體如何互相拉近**

肌肉兩端有肌腱附著於骨頭上，肌肉的收縮，使兩端互相拉近。
但肌肉收縮時，較輕部分會被拉往較重的部分，此為物理原則。

肩關節做不同動作時，分別有不同的固定肌肉負責穩定關節。屈曲、外展時，固定肌為斜方肌、前鋸肌（圖1-41）；肩關節伸展時，由大小菱狀肌、提肩胛肌、胸小肌負責固定關節（圖1-42）；肩下垂位的外展動作，是由斜方肌的中纖維、大小菱狀肌負責穩定關節（圖1-43）。肩下垂位的內轉，由於有胸大肌附著在胸廓上，理論上不需要固定肌也能夠完成內轉動作[50)54)]。

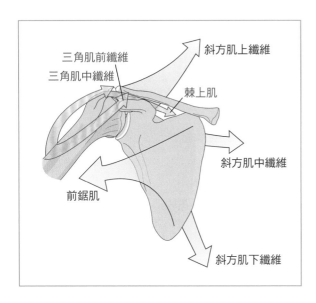

圖 1-41　**肩關節屈曲、外展時的固定肌**

肩關節屈曲、外展時，作用肌是三角肌、棘上肌，而固定肌是前鋸肌、斜方肌。

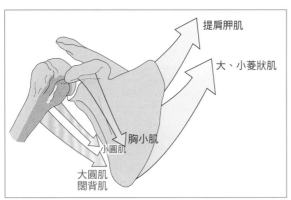

圖 1-42　**肩關節伸展時的固定肌**

肩關節伸展時，作用肌是大圓肌、小圓肌、闊背肌；固定肌是大、小菱狀肌、提肩胛肌、胸小肌。

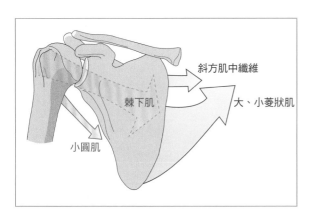

圖 1-43　**肩下垂位的肩關節外旋動作時的固定肌**

肩下垂位時，肩關節的外旋由棘下肌、小圓肌負責作用；由斜方肌中纖維、大小菱狀肌負責固定。

② 肩關節的活動範圍增加

　　盂肱關節發生攣縮時，會因為肩帶的代償作用，讓關節活動範圍增加（圖1-44）。因此，臨床上要清楚區分是盂肱關節的活動範圍，還是肩胛骨的活動範圍。實際的做法是，將肩胛骨確實固定後，再評估盂肱關節的活動範圍。

　　肩關節在做屈曲和外展兩種動作時，在肩部上提的初期，兩個動作中，肱骨和肩胛骨的動作方向、相對位置並不同；但最後上提達到最大時，肱骨和肩胛骨在兩個動作中的相對位置就會一樣。由此可知，肩關節要能達到最大上提角度，在過程中，必須屈曲、外展動作都活動正常、不受限。

　　將這個觀念應用到臨床上，如果盂肱關節在肩外展位的外旋活動範圍，以及肩水平內收位的內旋活動範圍，兩者能得到改善，盂肱關節的活動範圍就能恢復到接近正常。而剩餘的活動範圍不足，也能夠由肩胛骨的動作達到代償作用，使肩關節能夠上提到最大角度。

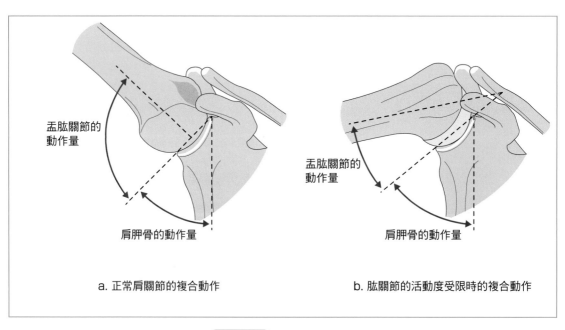

圖 1-44　肩關節的動作

a. 正常狀況下，盂肱關節和肩胛骨的動作量比例是2：1。
b. 但盂肱關節的活動度受限時，肩胛骨就容易負擔比平常更多的動作量。

③ 肩關節的肌力增加

　　肩關節的肌力，是由作用肌和固定肌兩者的作用相加而成。因此，如果盂肱關節發生肌力低下時，肩帶就會出現代償作用，利用肩帶的肌力來補足。也就是說，盂肱關節不足的肌力，必須藉由肩帶補足，靠著肩帶發揮過多的動作量，才能達到表面上看到的動作（圖1-45）。

　　肩關節屈曲、外展的肌力不足時，會由斜方肌、前鋸肌代償，作用於肩胛骨，使肩胛骨過度向上迴旋，彌補肌力不足的部分。肩關節伸展、內收肌的肌力不足時，會由大小菱狀肌、提肩胛肌、胸小肌代償，使肩胛骨產生過度的向下迴旋，彌補肌力不足而無法完成的動作範圍。如果是肩下垂位時，肩關節外旋肌力不足，會藉由斜方肌的中纖維、大小菱狀肌使肩胛骨過度內收，彌補不足的動作範圍。肩下垂位時，肩關節若內旋肌力不足，會由前鋸肌代償，使肩胛骨過度外展[50]。

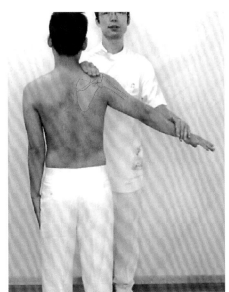 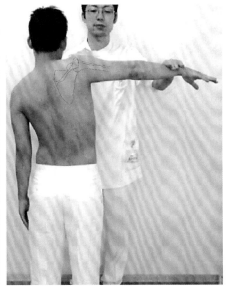

| 正常肩部的外展動作 | 作用肌變弱時的外展動作 |

圖 1-45 　作用肌變弱，固定肌代償下的肩關節活動

作用肌（三角肌、棘上肌）較弱時，固定肌（斜方肌）會
增加作用，使肩胛骨產生過多的動作量。

④ 肩胛肱骨節律

　　Inman[55]的研究中指出，肩關節上提時，盂肱關節和肩胸關節的動作量比例是2：1。另外、McClure等[56]利用電磁定位裝置（electromagnetic tracking device）量測關節活動，發現動作量的比例是1.7：1，比Inman所說的比例要更低一些。近等[57]使用3D電腦繪圖軟體（3D computer model）進一步研究，發現發現肩關節上提25°時，比例為2：1，角度增加時比例會下降，肩胛骨的動作也能夠更大。

　　肩關節的迴旋動作中，盂肱關節和肩胸關節的動作比例也有人研究。根據關等[58]的研究，在肩下垂位的外旋動作比例為2.4：1，0～10°時為4.5：1，隨著外旋角度增加，比例跟著降低，角度到達50～60°時，只有1.2：1。另外，關也研究了內旋動作的比例，發現在肩下垂位的內旋動作比例是6.6：1，而0～10°時，兩關節在內旋的動作比例是6.3：1。在內旋10～50°時，比例增加到6.6-7.7：1。到了50～60°時，兩關節的比例降為5.2：1。

　　但是當盂肱關節發生攣縮，肩胸關節的動作量就會變得過多，也就不會是以上所說的比例。

【參考文獻】

1) 皆川洋至, 他：解剖. 最新整形外科学大系 肩関節・肩甲帯 13. 高岸憲二, 他（編）中山書店. 2006. pp2-14.

2) 秋田恵一：肩の機能解剖. 実践 反復性肩関節脱臼. 菅谷啓之（編）, 金原出版株式会社. 2010, pp20-28.

3) 林典雄：機能解剖学的触診技術 上肢 第2版, メジカルビュー社. 2011, pp16-44, 108-133, 154-247.

4) Minagawa H, et al：Humeral attachment of the supraspinatus and infraspinatus tendons：An anatomical study. Arthroscopy 14：302-306, 1998.

5) Mochizuki T, et al：Humeral Insertion of the supraspinatus and infraspinatus；new anatomical findings regarding the footprint of the rotator cuff. J Bone Joint Surg AM 90：962-969, 2008.

6) 望月智之, 他：棘下筋腱の肉眼解剖および組織学的研究—delamination の発生部位の検討—. 肩関節 32（3）：497-500, 2008.

7) Arai R, et al：Subscapularis tendon tear；an anatomical and clinical investigation. Arthroscopy 24：997-1004, 2008.

8) 吉村英哉, 他：烏口上腕靭帯の肩甲下筋腱付着部に関する解剖学的研究：その意義について. 肩関節 35（3）：707-710, 2011.

9) 加藤敦夫, 他：棘下筋の形態とその神経支配における解剖学的解析. 肩関節 33：257-259, 2009.

10) 高瀬勝巳, 他：烏口鎖骨靭帯の解剖学的特徴（第2報）. 肩関節 34（3）：591-594, 201

11) Clark JM, et al：Tendons, ligament, and capsule of the rotator cuff；Gross and microscopic anatomy. J Bone Joint Surg Am 74：713-725, 1992.

12) 吉村英哉, 他：小胸筋の停止についての解剖学的研究. 肩関節 31：217-219, 2007.

13) Kato K, et al：Innervation of the levator scapulae, the serratus anterior, and the rlomboideus in crab-eating macaques and its morphological significance. Anat Anz 157：43-55, 1984.

14) 林典雄：機能解剖学的触診技術 下肢, メジカルビュー社. 2006, pp240-242.

15) Moseley HF：The clavicle：its anatomy and function. Clin Orthop, 58：17-27, 1968.

16) Nobuhara K et al：Rotator interval lesion. Clin Orthop 223：44-50, 1987.

17) 佐志隆士, 他：肩関節の MRI, メジカルビュー社. 2011, p148-159.

18) Vangness CT, et al：The Origin of the long head of the biceps from the scapula and glenoid labrum. J Bone Joint Surg 76-B：951-954, 1994.

19) 後藤英之, 他：肩甲骨関節窩関節唇および関節包の部位による組織学的および形態学的特徴. 肩関節 29（2）：239-242, 2005.

20) Habermeyer P, et al：Anterosuperior impingement of the shoulder as a result of pulley lesions：A prospective arthroscopic study. J shoulder Elbow Surg, 13：5-12, 2004.

21) 望月智之, 他：肩関節鏡手術のための局所解剖. 肩関節鏡視下手術. 米田稔, 文光堂. 2010. pp10-16.

22) 梶田幸宏, 他：CT 画像を用いたゼロポジション肢位における肩甲上腕関節内外旋可動域計測. 肩関節 35（2）：295-298, 2011.

23) 西中直也, 他：運動連鎖からみた肩関節バイオメカニクス. 臨床スポーツ医学 29（1）：19-22, 2012.

24) 熊谷匡晃：関節鏡視下肩関節包全周切離術後の運動療法. 整形外科運動療法ナビゲーション 上肢. 林典雄, 他, メジカルビュー社. 2008, pp30-33.

25) Kumar VP, et al：The role of atmospheric pressure in stabilising the shoulder. An experimental study. J Bone Joint Surg Br 67：719-721, 1985.

26) Itoi E, et al：Intraarticular pressure of the shoulder：Arthroscopy 9：406-413, 1993.

27) 井樋栄二, 他：動揺肩のバイオメカニクス. MB Orthop 15（5）：11-16, 2002.

28) 皆川洋至, 他：肩の機能解剖と病態. 肩関節鏡視下手術. 米田稔（編）, 文光堂. 2010, pp2-9

29) 山本宣幸, 他：バイオメカニクス. 最新整形外科学大系 肩関節・肩甲帯 13. 高岸憲二, 他（編）, 中山書店. 2006. pp15-20.

30) Cooper D et al：Anatomy, histology, and vascularity of the glenoid labrum. An anatomical study, JBJS, pp46-52, 1992.

31) Castaing J, et al（井原秀俊ほか, 訳）：図解 関節運動器の機能解剖 上肢・脊柱編, 協同医書出版社. 1986. pp18-21.

32) Saha AK：Dynamic stability of the glenohumeral joint. Acta Orthop Scand 42：491-505, 1993.

33) 杉本勝正：上腕二頭筋長頭・上腕三頭筋長頭の機能解剖と障害. MB Med Reha, 73：79-84, 2006.

34) 杉本勝正：Superior labrum anterior posteror（SLAP）lesion の鏡視下手術. 整形外科 57（8）：890-896, 2006.

35) 信原克哉：肩 その機能と臨床 第 3 版, 医学書院, 2001.

36) Itoi E et al：Stabilizing function of the long head of the biceps in the hanging arm position. J Shoulder Elbow Surg 3：135-142, 1994.

37) Meyer AW：Spontaneous dislocation and destruction of tendon of long head of biceps brachii；fifty-nine instances. Arch Surg 17：493-506, 1928.

肩関節的基礎知識

38）　新井隆三，他：上腕二頭筋長頭腱の安定化機構 - 肩甲下筋腱，上関節上腕靭帯，烏口上腕靭帯の解剖学的構築．別冊整形外科 58：2-6, 2010.

39）　Walch G, et al：Tears of the supraspinatus tendon associated with "hidden" lesions of the rotator interval. J shoulder Elbow Surg 3：353-360, 1994.

40）　Ide J et al：Arthroscopic repair of traumatic combined rotator cuff tears involving the subscapularis tendon. J Bone Joint Surg 89-A：2378-2388, 2007.

41）　Burkhart SS et al：Arthroscopic subscapularis tendon repair：technique and preliminary results, Arthroscopy 18：454-463, 2002.

42）　SOHIRE R：Kinesiotherapy of the shoulder, john Wright & Sons, Bristol, 1967.

43）　山本龍二：肩周辺機構．関節外科 9（11）：75-84, 1990.

44）　Lee TQ, et al：Release of the coracoacromial ligament can lead to glenohumeral laxity：A biomechanical study. J shoulder Elbow Surg, 10：68-72, 2001.

45）　伊藤陽一，他：鏡視下肩峰下除圧術と鎖骨遠位端切除術の適応と手術手技のコツ．肩関節鏡視下手術．米田稔（編）．文光堂．2010, pp92-99.

46）　林典雄，他：肩関節の機能解剖．MB Med Reha 73：1-8, 2006. 451-455, 2009.

47）　西中直也，他：X線透視画像および三次元コンピュータモデルを用いた生体内動態解析による肩関節外転運動時の上腕骨頭偏位の検討．関節外科 28（11）：42-46, 2009.

48）　建道寿教，他：Open MRI を用いた肩甲骨・肩甲上腕関節の動作解析―健常人・腱板断裂例の対比と近接触域の変化について―．関節外科 28（11）：52-60, 2009.

49）　乾浩明，他：モーションキャンプチャーシステムを用いた肩関節の三次元運動解析．関節外科 28（11）：10-14, 2009.

50）　Inui H, et al：External rotation during elevation of the arm. Acta Orthop 80（4）：

51）　壇順司，他：運動器の機能解剖 肩関節 7．理学療法 21（8）：1012-1016, 2004.

52）　高濱照，他：運動器の機能解剖 肩関節 9．理学療法 21（10）：1224-1228, 2004.

53）　田中和彦，他：胸郭出口症候群牽引型の疼痛の解釈と治療．整形外科リハビリテーション研究会誌 8：9-12, 2005.

54）　荻島秀男訳：肩の痛み 第 3 版，医歯薬出版．1997, pp1-53.

55）　Inman VT, et al：Observations on the function of the shoulder joint. J Bone Joint Surg 26：1-30, 1944.

56) McClure PW, et al：Direct 3-dimensional measurement of scapular kinematics during dynamic movements in vivo. J shoulder Elbow Surg 10：269-277, 2001.

57) 近良明，他：X 線透視画像および三次元コンピュータモデルを用いた生体内肩関節動態解析による肩甲上腕リズムおよび肩甲骨の位置の評価．関節外科 28（11）：36-41, 2009.

58) 関展寿，他：肩関節下垂位内外旋における肩甲上腕リズム―磁気センサー式三次元空間計測装置を用いた動作解析―，関節外科 28：1294-1298, 2009.

第2章

肩關節攣縮的基本評估

1. 問診   P45

2. 視診   P51

3. 觸診   P55

肩關節攣縮的基本評估，需要靈活運用問診、視診、觸診（圖2-1）。

問診時，適當地問出運動治療時所需的資訊十分重要，也是為了找出哪部分組織需要治療的第一步。其中，問出有關疼痛的資訊特別重要，詢問症狀發作時期、發作原因及疼痛部位，並了解患者如何表示疼痛部位等，便可以想像病情的概況。

視診時，首先必須仔細觀察局部地方，十分關鍵的一點是比較健側與患側，明顯的左右差異是掌握病情的一大線索。仔細觀察完局部後，要觀察全身，一邊思考局部觀察時的發現是否能與全身的狀況對應。

觸診時重要的一點，就是要在觸診同時一邊想像肩膀的構成組織，以及立體構造。關節位置不同時，觸診處軟組織的緊繃程度如何變化，在功能解剖學中非常重要。另外，由於治療時需要體表到深部組織的觸診結果，而且越多越好，所以治療者必須擁有確實的觸診技術。

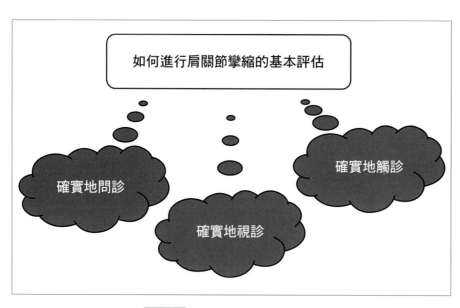

圖 2-1　肩關節攣縮的基本評估

1. 問診

問診分成兩種方法，一是傾聽患者的敘述，另一種是詢問患者我們所需要的資訊。臨床上若能靈活使用這兩種方法，得到適當的資訊，便能夠順利評估與治療。

① 疼痛的發作時期（圖 2-2）

詢問疼痛發作到現在的時間順序、過程、誘發因子，是否因外傷造成等，盡可能傾聽患者敘述，便可以大致判斷疼痛的主因是發炎，或是攣縮這類的功能障礙。

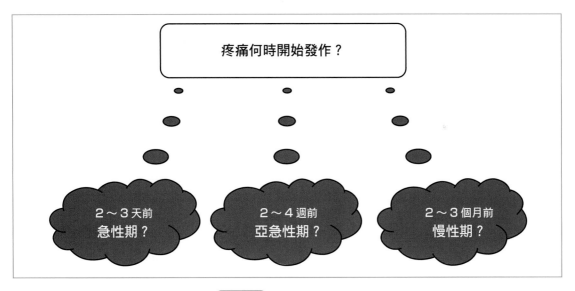

圖 2-2 疼痛發作的時期

a）2～3天前突然發作的疼痛

這種症狀很可能是急性期的疼痛，急性期的疼痛基本上是發炎所引起。急性期時在肩峰下滑液囊等部位採取介入性疼痛治療（nerve block）十分有效，另外也可服用消炎止痛劑，藉由藥效舒緩疼痛。

要記得，如果對患部進行具有機械性刺激的運動治療，可能會讓發炎、疼痛更加惡化、疼痛，因此要告訴患者，必須讓患部休息，並給予具體的日常生活指示。

b）2～4週前開始疼痛

這種症狀很可能是亞急性期的疼痛，亞急性期是脫離急性症狀的時期，此時部分組織正處於組織修復反應的狀態。而這時期還沒癒合完全，因此攣縮程度通常較不嚴重。大多情況，只要以運動治療消除肌肉痙攣，關節活動度就有很大的改善。但若是慢性發炎，或合併糖尿病的話，就需要採取適當的對策，避免再次發炎、疼痛加劇。

c）2～3個月之前就漸漸地開始疼痛

這種症狀很可能是慢性期的疼痛。慢性期的疼痛主要是因攣縮造成功能障礙。這時期的發炎反應已趨向緩和，所以主要會以消除肌肉攣縮為目標，進行運動治療。另外也有些病例是疼痛超過1年，在許多間治療機構接受治療，也無法緩解。像這種病例，除了有關節攣縮，通常還合併了攣縮引發的臂神經叢的次發性疼痛，因此運動治療時，需以緩解神經叢的緊繃為目的。

② 疼痛發作的原因（圖2-3）

治療師如果要進一步治療，最需要重視的就是疼痛症狀。找出疼痛的發作原因，是進行運動治療前很重要的一點。不過要找出導致疼痛的特定局部組織並不簡單。

首先必須要先判斷疼痛的原因，是化學刺激（Chemical Stressor）引起的疼痛（發炎型），或是物理刺激（Physical Stressor）引起的疼痛（攣縮型）。

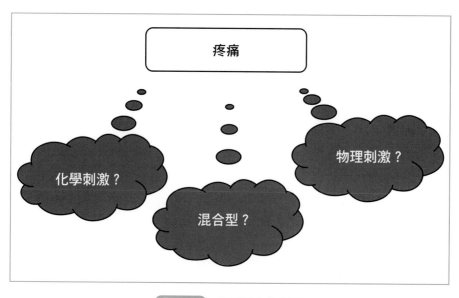

圖2-3 疼痛發作的原因

a) 化學刺激引起的疼痛

也就是所謂發炎引起的疼痛，患者在描述時，通常會說在休息時會痛，或是持續的鈍痛，基本上不太適合使用運動治療。另外，若是突然發生的劇痛，往往是鈣化肌腱炎[1]。

發炎期間，滑膜炎引發關節水腫，導致關節內壓力升高，疼痛造成關節多個活動方向受限[2]。比起改善關節功能，應該先緩和發炎症狀，不應讓肩關節過度活動，例如：伸展、內收、迴旋（rotation）等。在發炎期間，須仰賴骨科醫師控制患者的疼痛，並建議患者定期回診。多數個案在疼痛消失後，關節活動度便隨之恢復。

b) 物理刺激引起的疼痛

因為關節攣縮，機械刺激會集中在局部，因而導致疼痛。患者通常會表示在關節活動時會疼痛，大多是在動作做到一半時、達到最大活動範圍時、從最大活動範圍往回的瞬間等，感到銳痛。肩關節周圍組織的攣縮，會導致關節產生離心力，引發機械性刺激，例如：壓縮力、牽引力、剪力、扭力等。這些刺激讓傷害受器產生反應，導致疼痛[2]。

要找出疼痛的原因，可以先確認在上述引發疼痛的功能性特徵減輕的情況下，活動時的疼痛是否緩解（圖2-4）。

具體來說，若是壓縮力引起疼痛，可反過來試試牽引關節；若是牽引力引起疼痛，可讓關節緊貼著關節軸的方向來活動；而若是剪力或扭力引起疼痛，可先思考一些生理上的關節活動，像是滑動或轉動等動作來操作。像這樣去除附加在關節上的離心力，就能透過生理上的關節活動來漸漸改善攣縮現象。

相反地，若改變上述條件也改變不了疼痛症狀，就非常有可能是因為發炎引起的化學刺激所導致的疼痛。

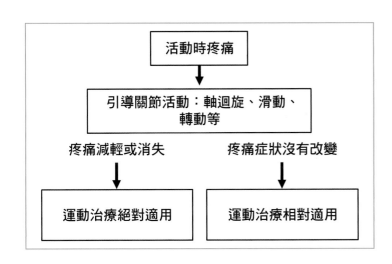

圖 2-4　判斷運動治療是否適用

c）混合型的疼痛

若疼痛原因包括化學刺激及物理刺激，就屬於混合型疼痛。混和型疼痛的案例在臨床上也不少，可想作是包含了兩種成因。

混合型疼痛容易因為移動關節的力道過大，或是輕微的外力，導致發炎惡化，因此需小心翼翼地對待關節。

③ 表示疼痛部位的方法（palmar indication；one point indication）

準確判斷出疼痛的部位及範圍，並推論出導致疼痛的部位十分重要，但是患者主訴的疼痛部位與導致疼痛的組織不一定相同。尤其是肩峰下關節（第二肩關節）異常所引起的疼痛，患者通常會用整個手掌輕摸三角肌的部位來表示。

以手掌表示疼痛部位的方式，稱為 palmar indication，這種狀況患者通常不清楚自己疼痛的位置在哪裡，因此也要考慮轉移痛的可能。另外，以指尖指出疼痛部位，稱為 one point indication，這種情況通常病變就藏在手指指出的位置（圖 2-5）[1)3)]。

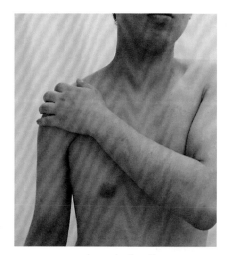

a. palmar indication

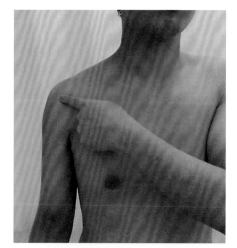

b. one point indication

圖 2-5 表示疼痛部位的方法
a.以手掌表示時，問題不一定出於該處。
b.以指尖表示時，問題常常侷限於該局部位置。

④ 發現疼痛的部位

以筆者經驗來說，檢查發現疼痛的部位，若離皮膚表層組織越近，患者越容易鎖定疼痛部位；而越是靠近關節的深層組織，患者越難定位疼痛的所在。

肩關節是由第5、第6節頸神經（C5、C6）支配，肩關節周圍的軟組織基本上是由C5、C6這幾節神經的末梢受器來接受傷害性刺激。以皮節分布（dermatome）來看的話，這兩節神經支配的感覺範圍包含：肩膀高度的前後胸、上臂、前臂、手的外側（圖2-6）。旋轉肌肌腱炎或肩關節周圍炎的患者，常會表示疼痛的部位除了肩關節以外，還有上臂、前臂、手掌外側等處也發生轉移痛。

疼痛發生的部位之中，最複雜的組織就數關節囊與滑液膜。與正常的肩膀比起來，若關節囊與滑液膜發炎，此處游離神經末梢的密度較高，特別容易感到疼痛[4]。

支配關節囊的神經，在前方有肩胛下神經，上方是外側胸神經與肌皮神經，上方～後方是肩胛上神經，下方則是由腋神經支配（圖2-7）[2]。

其中，腋神經會分支到上臂上外側皮神經，肌皮神經分支到前臂外側皮神經，有各自支配的感覺範圍。若傷害性刺激發生在這些神經所支配的關節囊，患者的主訴多半會是該神經支配的感覺範圍有疼痛，但其實是轉移痛[5][6]。

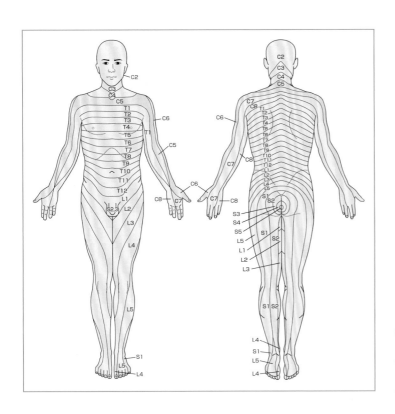

圖 2-6　皮節分布圖

肩關節周圍由第5、第6頸神經支配。
因此肩關節周圍的異常會牽連到肩關節高度的前後胸、上臂、前臂及手部外側。

49

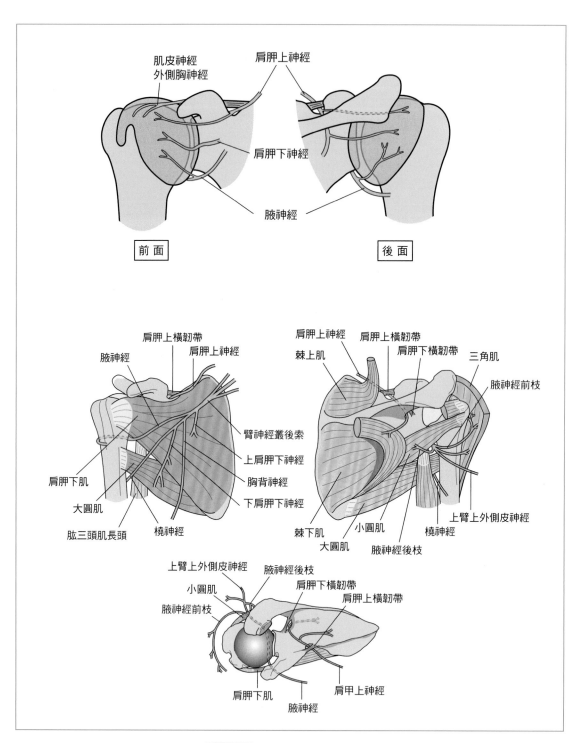

圖 2-7　支配肩膀周圍的神經

肩胛上神經：支配關節囊、滑液膜的上後側。
肩胛下神經：支配關節囊、滑液膜的前側。
腋神經：支配關節囊、滑液膜的後側～下側。

2. 視診

視診肩關節異常時，要以肩胛骨的位置為基準[7]。

病患通常呈現不會引發疼痛的姿勢，也就是比較輕鬆的姿勢，若可以從中找出與局部症狀的關聯性，便能確定治療的方向。

接下來，會說明從身體各個方向視診的方式。

① 從前方觀察

從前方觀察時，首先要與健側比較，確認兩側肩膀高度差異、鎖骨在橫切面的傾斜角度差異（圖2-8）。

肩關節有攣縮的患者，通常他們肩胸關節的固定肌 ——也就是負責向下迴旋的肌群（提肩胛肌、菱狀肌、胸小肌等）緊繃程度會顯著地高於負責向上迴旋肌群（斜方肌）。

這類型的病例，盂肱關節與肩胸關節原本具有的協調性會受到破壞。

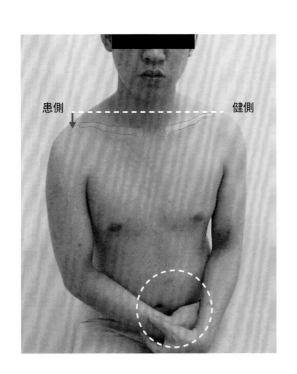

患側　　　　　　　健側

圖 2-8　從前面視診

比較肩關節疾病病例的患側與健側可以發現，患側肩膀高度通常較低，鎖骨通常呈水平。
因此，常會看到患者來看診時，以健側的手扶著另一側的手，因為肩關節問題使得患側手臂向下垂。

② 從側面觀察

從側面觀察，要確認頭部位置及頸椎、胸椎的彎曲程度，最好的判斷方法是：觀察耳垂與肩峰連線，是否與地面垂直。若耳垂位於肩峰前方，表示頭部偏前，這種時候，頸椎前凸弧度減少，胸椎則是過度後凸。另外，鎖骨會下壓、屈曲，肩胛骨會外展、向下迴旋，肱骨頭位置偏前（圖2-9）。

呈現這種姿勢的話，附著在胸腰椎的闊背肌緊繃，加上肩關節上提，肩胛骨向上迴旋受限，最後容易引起肩峰下夾擠症候群。

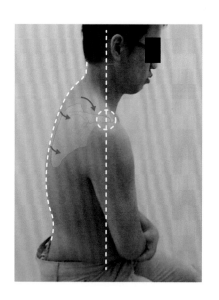

圖 2-9　從側面視診

肩關節疾病病例中，許多人的頭部（耳垂）位於肩峰前方，頸椎前凸弧度減少，胸椎過度後凸，鎖骨下壓、屈曲，肩胛骨外展、向下迴旋，肱骨頭偏前。

③ 從後面觀察

從後面觀察時可以得到許多資訊，像是肩關節與肩胛骨位置的關係、肩胛肱骨節律等[1]。

以旋轉肌斷裂為例，多半的病例都可以觀察到棘上肌及棘下肌的萎縮。而因為棘上肌的上方是斜方肌上纖維，因此很難一眼看出棘上肌有沒有萎縮，但是比較另一側的同部位，就能看出肌肉厚度的左右側差異。

很多病例中，一旦上方支持組織攣縮，肩胛骨會呈現外展、向下迴旋的狀態，這是為了避免上方支持組織張力過高，身體所採取的迴避姿勢（圖2-10）[8]。

接下來看肩關節上提時的三個階段（屈曲、肩胛骨面的上提、外展），這時要點在於，觀察患側與健側的肩胛肱骨節律有何不同。臨床上會發現，患者為

了不引起疼痛，通常呈現肩關節上提、肩胛骨過度上提的迴避姿勢；但因為內收、向上迴旋的空間不足，盂肱關節不會像平常一樣移動。

接下來，肩關節從最大上提位置下壓，這時也一樣要注意觀察肩胛肱骨節律，特別是要注意大結節經過肩峰下，外展60～120度左右時，肩胛骨的動向（圖2-11）[1][9]。

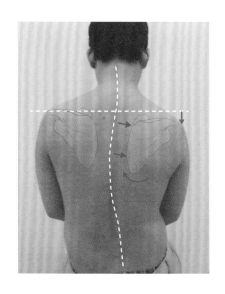

圖 2-10　從後面視診

一旦上方支持組織攣縮，患側的肩胛骨多半會伸展、外展、向下迴旋，呈現疼痛迴避姿勢。

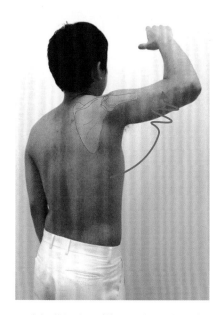

a. 上提動作時，肩峰下區域的相撞衝突

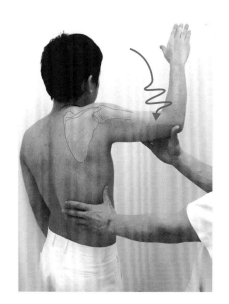

b. Dawbarn's sign

圖 2-11　肩帶節律失調造成肩關節的功能障礙

呈現疼痛迴避姿勢的病例，肩胛骨會過度上提，內收、向上迴旋的空間不足，因此（a）肩關節上提或（b）從上提位置往下，在外展60～120°左右時，肩峰下會有相撞、衝突的可能。

④ 從上方視診

　　從上方觀察時，讓患者採平躺姿勢，從患者頭部觀察。首先，觀察肩峰與診療床之間的距離。肩關節攣縮或胸廓出口症候群（Thoracic Outlet Syndrome, TOS）的患者，肩胛骨大多呈現外展，因此和健側相比，多了1～2指幅的距離，這是因為肩鎖關節或胸鎖關節的攣縮，使前鋸肌上纖維也隨之緊繃、攣縮。另外，患者在肩胛骨呈現外展的動作時平躺，此時上臂貼合診療床的位置，對肩關節而言是過度伸展，因此平躺時會造成上方支持組織伸展刺激，有時導致疼痛（圖2-12）[8]。

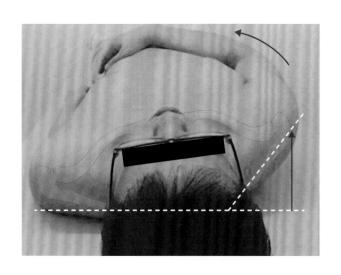

圖2-12 從上方視診

肩關節疾病的患者，大多呈現肩胛骨外展，患側肩峰與診療床面之間的距離變大。

此時，平躺姿勢等於強制讓肩關節過度伸展，所以有許多患者會將手放在腹部，避免上臂對肩關節造成負荷。

3. 觸診

對於治療者來說，觸診是在評估病況、進行運動治療時，非常重要的技術。觸診技術夠精確，可以馬上得知骨頭、肌肉、肌腱、韌帶的形態、輪廓、厚薄等，得到各式各樣的資訊。移動時判斷緊繃程度的變化、是否伴隨疼痛等，更是治療攣縮的基礎。觸診時，隨時在腦中思考：「現在碰到的是什麼組織？」更能夠掌握病情。

① 觸診技術的基礎

在進行觸診時，會使用食指到無名指共三根手指，以感覺受器密布的指腹按壓檢查部位。檢查時，施予一定的壓力，藉由組織回饋的反作用力來確認組織的硬度。無力的肌肉或鬆弛的韌帶，硬度並不高；但骨頭、緊繃的肌肉或韌帶、沾黏、疤痕組織等，硬度較高。

也就是說，要透過硬度的不同，來了解組織；觸診深部組織時，必須先放鬆表層組織，這也是磨練觸診技術時的重點。

其他有關觸診的詳細內容，請參見相關書籍[10]。

② 臨床評估時發現壓痛的意義

之所以會有壓痛，代表該處組織存在某種異常。在分析患者的疼痛時，若能將壓痛單獨找出來，是了解病情時很重要的線索。

肩膀攣縮的病例中，在檢查周圍肌肉時會發現：造成壓痛的主要原因，是肌肉痙攣導致肌內壓力升高。第一步，要單獨評估痙攣的肌肉，接下來，處於痙攣狀態的肌肉大多是靠近關節的深層肌肉，因此我們要能確實地掌握深層肌肉。

接下來將會說明肩關節周圍組織中壓痛的好發部位，以及如何掌握病情。

a）從前方確認壓痛位置

在大、小結節、結節間溝、喙突、旋轉肌間隔、斜角肌三角間隙，有許多軟組織通過、附著，因此這些地方容易發生肌腱炎或著骨點炎，也是壓痛的好發部位（圖2-13）[1]。

大結節有壓痛的話，可能是肩峰下滑液囊炎、棘上肌肌腱或棘下肌肌腱發炎，也要懷疑是旋轉肌袖受損。引導患者將肩關節伸展、內收，將大結節從喙肩弓引出來，會比較容易確認大結節的壓痛。另外，旋轉肌斷裂處的凹窩（delle）也多半有壓痛。確認到壓痛時，建議徒手檢查，測試 painful arc sign[7][11]

或 drop arm sign[12]，確認是否有夾擠症候群，並檢查旋轉肌群的功能。

小結節有壓痛的話，可能是肩胛下肌的肌腱炎，或是旋轉肌袖受傷。確認到壓痛之後，進行徒手檢查，可以用 lift-off test 或 belly press test 來測試，確認肩胛下肌的功能（圖 2-14）[7]。

如果是結節間溝有壓痛的話，可能是肱二頭肌長頭腱腱鞘炎、肱二頭肌長頭腱滑脫。確認壓痛後徒手檢查，可以做 Yergason's test 或 Speed's test 來測試（圖 2-15）[1][7][12]。肱二頭肌長頭腱滑脫時，要確認長頭腱是否有跨過小結節。

確認喙突處的壓痛時，要確實按壓到附著在喙突上各個軟組織的附著點；喙突上有兩個肌肉附著處，要仔細鑑別，區分出肱二頭肌短頭與喙肱肌的共同肌腱所附著的部位，與胸小肌附著的部位。

壓痛如果出現在旋轉肌間隔，可能是旋轉肌間隔受損，或肱二頭肌長頭腱炎。一旦旋轉肌間隔受損、沾黏、疤痕組織生成，在喙突肱骨韌帶、上盂肱韌帶受到伸展刺激時，或是棘上肌、肩胛下肌伸展、收縮時，都會誘發疼痛[1]。

斜角肌三角間隙有壓痛的話，要懷疑是 TOS。此時可以做 Morley test[13]，若 TOS 情況嚴重，肩帶到指尖會發生放射性疼痛（圖 2-16）。

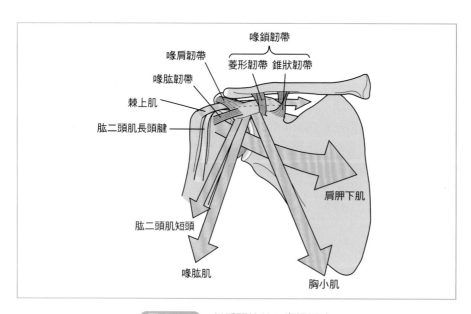

圖 2-13 **從肩關節前面掌握壓痛**

在大、小結節、結節間溝、喙突、旋轉肌間隔、斜角肌三角間隙，有許多軟組織附著、通過。
因此這些部位較容易發生肌腱炎、著骨點炎，也是壓痛的好發部位。

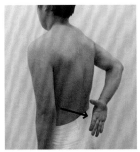 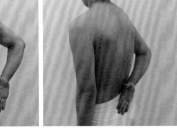 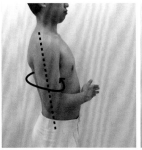 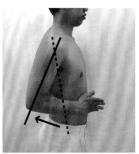

陰性（可內旋）　　　陽性（無法內旋）　　　陰性（可內旋）　　　陽性（無法內旋）

圖 2-14 lift-off test 和 belly press test

lift-off test：將手背輕貼於腰部，若能將手背抬起離開腰部，檢查結果為陰性；若無法做到，則為陽性。

belly press test：將手掌輕貼於腹部，並抵著腹部來支撐手掌。此時，若肩關節能位置維持不動，表示肩關節能夠內旋，為陰性；無法內旋時，肩關節會伸展，為陽性。

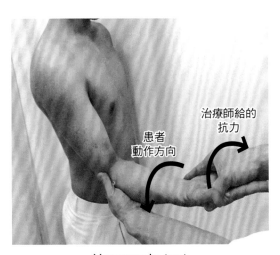

Yergason's test

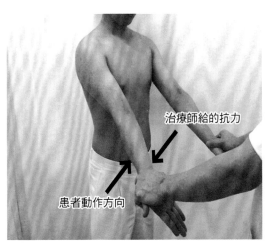

Speed's test

圖 2-15 Yergason's test 及 Speed's test

Yergason's test：將患者肘關節屈曲90°，請患者旋後（supination），治療師給予抗力，若結節間溝處出現疼痛，便為陽性。

Speed's test：伸展患者肘關節，使前臂旋後，請患者將肩關節屈曲，並給予抗力，若結節間溝處出現疼痛，便為陽性。

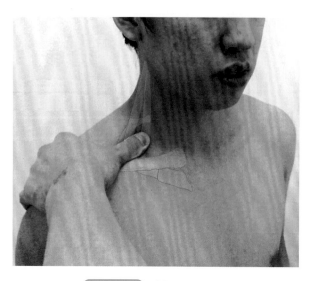

圖 2-16　Morley test

在斜角肌三角間隙給予壓迫，若肩帶到指尖有放射性疼痛，便為陽性。

b）從後方確認壓痛位置

從後方觀察壓痛的重點是找出確切的壓痛部位，並仔細觀察活動時的疼痛。

肩胛骨上角、下角、內緣，以及四角區間（Quadrilateral Space, QLS），都是壓痛的好發部位（圖2-17）[1]。

出現在肩胛骨上角的壓痛，可能是提肩胛肌的結締組織發炎；肩胛骨下角的壓痛，可能是闊背肌的結締組織炎；肩胛骨內緣的壓痛，可能是菱狀肌的結締組織炎。若有這些情形，患者常常會呈現疼痛迴避姿勢（頭部前傾、頸椎前凸弧度減少、胸椎後凸、肩胛骨外展、肩胛骨下旋）。

QLS 為肱骨外科頸、肱三頭肌肌腱、小圓肌、大圓肌所圍出的空間，有腋神經通過。QLS出現壓痛，可能是神經受到壓迫，也就是四邊孔綜合症（Quadrilateral Space Syndrome, QLSS），在腋神經的支配範圍可以觀察到放射性疼痛[14]。一般來說QLSS是經由外傷引發，合併腋神經的壓迫性神經病變，因此三角肌、小圓肌會出現萎縮，支配範圍出現感覺異常。肩攣縮在運動治療當中，常會在特定的擺位下，誘發腋神經產生疼痛。在臨床上的特徵為，沒有觀察到肌肉萎縮或感覺異常，但是只要肩關節上提，或在肩關節水平內收時內旋，便會引起疼痛，並且，肱三頭肌長頭、小圓肌、大圓肌等肌肉大多會伴隨強烈的痙攣（圖2-17）。

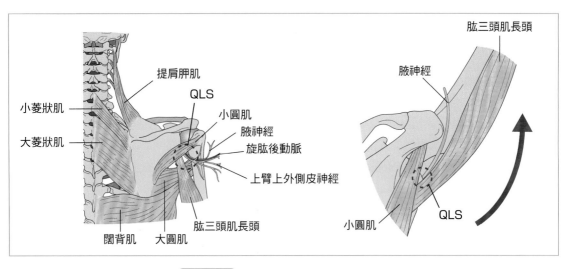

小菱狀肌

大菱狀肌

提肩胛肌

QLS

小圓肌

腋神經

旋肱後動脈

上臂上外側皮神經

肱三頭肌長頭

肱三頭肌長頭

腋神經

QLS

小圓肌

闊背肌　　大圓肌

圖 2-17　　從肩關節後面確認壓痛位置

肩胛骨的上角、下角、內緣，以及四角區間（Quadrilateral Space, QLS），
為壓痛的好發部位，在臨床上具有重要意義。

肩關節攣縮的基本評估

【參考文獻】

1) 信原克哉：診察の進め方. 肩の外来. 越智隆弘, 他（編）, メジカルビュー社. 2002, 21-45.

2) 林典雄：五十肩における疼痛の解釈と運動療法. 関節外科 30（11）：26-32, 2011.

3) 田口俊彦, 他：腰椎椎間関節性疼痛に対するブロック治療の検討. 整・災外 38：121-126, 1995.

4) 山下俊彦, 他：脊椎と関節の痛覚受容器—その分布と電気生理学的性質. 別冊整形外科 27：12-14, 1995.

5) 村上元庸, 他：肩関節包の神経支配と疼痛発生機序. 関節外科 16：923-931, 1997.

6) 林典雄, 他：結帯動作時に生じる肘関節外側部痛および前腕外側部痛について—烏口腕筋筋皮神経の解剖学的特徴からの一考察. 整形外科リハビリテーション研究会誌 7：41-43, 2004.

7) 玉井和哉：診察と診断. 最新整形外科学大系 肩関節・肩甲帯 13. 高岸憲二, 他（編）, 中山書店. 2006. pp21-38.

8) 林典雄：肩関節拘縮の機能解剖学的特性. 理学療法 21（2）：357-364.

9) 露口雄一, 他：整形外科理学診断ガイド 第2版, 文光堂, 2004.

10) 林典雄：機能解剖学的触診技術 上肢 第2版, メジカルビュー社. 2011, pp16-44, 108-133, 154-247.

11) Hawkins RJ, et al：Impingement syndrome in athletes. Am J Sports Med 8：151-158, 1980.

12) 三笠元彦：私の肩診察法. 別冊整形外科 6：16-29, 1984.

13) Morley J：Brachial pressure neuritis due to a normal first thoracic rib：Its diagnosis and treatment by excision of rib. Clin J 22：461-464, 1913.

14) 鵜飼建志, 他：投球障害肩の疼痛の解釈と治療. 整形外科リハビリテーション研究会誌 8, 25-28, 2005.

第3章

肩關節攣縮的基本概念

1. 關節攣縮與疼痛的關係　　　　　　　　　　　　　　P63

2. 關節攣縮與肌力低下的關係　　　　　　　　　　　　P66

3. 穩定的關節活動　　　　　　　　　　　　　　　　　P68

肩關節異常的原因，很多是骨折或脫臼等外傷而續發的攣縮，或是肩關節周圍炎等退化造成的攣縮，但仍然有很多其他的成因。而這些攣縮的起因，是關節囊炎、旋轉肌間隔受損、肱二頭肌長頭肌腱炎、旋轉肌肌腱炎、肩峰下滑液囊炎等，在發炎反應之後，組織在修復過程中，產生沾黏、疤痕組織，進而引發攣縮。因此，輔助治療的目標組織進行重塑（remodeling），在運動治療中非常重要[1)2)]。

　　另外，在治療關節攣縮時，最重要的目的是要恢復「穩定的關節」，這也是關節障礙在復健時基本的共通概念。因此在這章會說明「穩定的關節」與「不穩定的關節」之基本概念。有了這個基礎之後，再進一步說明關節攣縮引發關節障礙的概念。

1. 關節攣縮與疼痛的關係

關節周圍有各式各樣的感覺受器（圖3-1）[3]。其中能夠感受疼痛的傷害刺激受器（或稱痛覺受器, nociceptor）是游離神經末梢[4]，肩關節複合體中，肩峰下滑液囊有特別多的游離神經末梢[5]。目前已經得知，在肩關節周圍炎、伴隨疼痛的旋轉肌斷裂等案例中，會發現許多游離神經末梢[6]。這些疾病大多會發生關節攣縮，以及肩峰下滑動構造的功能不全，因此需要根據功能解剖，找到合適的運動治療。

另外，肩關節疾病中會出現的動作系統障礙，大致分為「攣縮性動作系統障礙」與「疼痛性動作系統障礙」[7]。

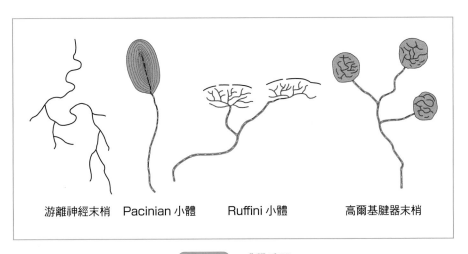

游離神經末梢　Pacinian 小體　　Ruffini 小體　　高爾基腱器末梢

圖 3-1　感覺受器

游離神經末梢：感受化學、物理刺激
Pacinian小體：感受高頻振動、加速度
Ruffini小體：感受關節囊的伸展性
高爾基腱器末梢：感受韌帶的張力並產生反應

① 攣縮性動作系統障礙

這個類型的動作系統障礙，是關節在活動時，生理學上該伸展的組織不伸展（缺乏伸展性），或是該滑動的組織不滑動（滑動障礙），因此活動性與穩定性受損。也就是說，位置異常的攣縮部位導致肱骨頭的向心性受干擾，關節活動時容易偏離正常的活動軌道。這個概念稱為oblique translation理論[8]。例如，關節囊後方發生攣縮，會像圖3-2一樣，肱骨頭無法維持向心位置，向前方偏移。因此，關節周圍的肌肉發生痙攣，對周邊組織形成傷害性刺激，這也是造成疼痛的多數原因[9][10]。

對於這類型的動作系統障礙，治療目的在於改善關節周圍組織的伸展性、滑動性，使組織的硬度恢復平衡。

如同上述說明，活動時疼痛的情況，很多是由攣縮引發的。多數情況是一時看不出肩關節活動度有受限，但如果仔細觀察，就會發現其實有些微的攣縮。臨床上可使用各種評估方法，找到攣縮部位，進行合適的運動治療，消除攣縮後，症狀便能得到改善[7]。

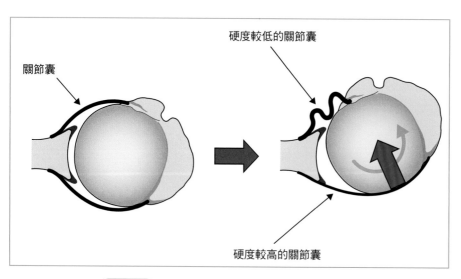

硬度較低的關節囊

關節囊

硬度較高的關節囊

圖 3-2　攣縮性動作系統障礙引發疼痛的機轉

一旦發生攣縮，由於硬度不平衡，導致肱骨頭容易從關節盂滑脫，造成肌肉痙攣、疼痛。

② 疼痛性動作系統障礙

這類型的動作系統障礙，是由旋轉肌、肩峰下滑液囊、肱二頭肌長頭腱等部位的發炎所引起，且因疼痛導致活動受限[7]。

基本上，雖然沒有到攣縮的地步，但發炎導致傷害受器的閾值下降，任何動作都很容易引起疼痛。

告知骨科醫師，取得共識，在發炎處進行介入性疼痛治療的話，較容易確定接下來診斷和治療的方向。也就是說，若介入性疼痛治療的效果好，不但能確定發炎部位，也能得到運動治療所需要的重要資訊。合併藥物治療來消炎止痛，也能有效地控制疼痛。

介入性疼痛治療在注射之後，可藉由運動治療在 Zero position 做 cuff pumping，讓藥物擴散，此手法能有效地輔助藥物的消炎效果[7]。

2. 關節攣縮與肌力低下的關係

　　肌纖維截面積增加、肌纖維數量增加都能增強肌力[11]，相反地，若因長期不動（immobilization）或失能，導致肌肉量減少，肌力也會隨之下降[12]。這是因為肌纖維的數量下降、纖維變細，導致肌肉萎縮[8][13]。換言之，肌力低下其實是肌肉本身的生理因素所造成。

　　肌肉出力（發揮本身具有的肌力）時會隨著運動神經元興奮、肌纖維的收縮程度而變大[14]。但是若發生肌肉痙攣，或拮抗肌張力過高，無論肌力是否低下、肌肉是否萎縮，肌力都無法順利發揮。所謂肌肉出力不全，是運動神經、神經肌肉接合處的生理因素所造成（圖3-3）。

　　綜合上述可知，要提升肌力或肌肉出力，必須要有穩定的關節，才能在適當的範圍內，進行符合生理的關節活動。

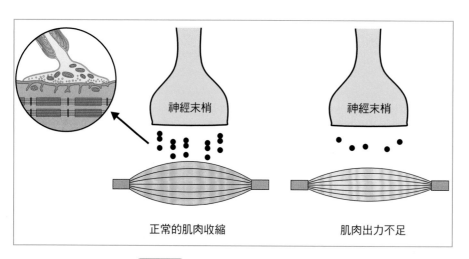

正常的肌肉收縮　　　　　　　　　肌肉出力不足

圖 3-3　神經肌肉的生理功能不全

若肌肉痙攣伴隨活動時疼痛，或拮抗肌張力升高，會因為神經傳導物質減少，導致肌肉無法適當地收縮。

① 活動範圍受限

　　肩關節的活動範圍非常大，可以朝多個方向活動[15]。但是一旦活動範圍變小，能施展肌力或順利讓肌肉出力的角度便會受限。因此，關節攣縮不只限制了活動範圍，也限制了肌力和肌肉出力，使之無法增強。

② 不符合生理的關節活動會造成的影響

　　若有關節攣縮，可能會因生理上的關節活動滑脫，關節不穩定，會誘發疼痛、肌肉痙攣[10]，進而導致肌肉出力不足。在這樣的狀況下，如果強行增加肌力，可能反而使肌肉萎縮。所以，增加肌力的適當方式，是先改善關節攣縮，使整體狀態有利於關節活動。

肩關節攣縮的基本概念

3. 穩定的關節活動

　　穩定的關節周圍不會發生疼痛，但若關節變得不穩定，關節周圍就會疼痛（圖3-4）。這是動作系統疾病復健時的基本概念，對於掌握關節的症狀表現也非常重要。這種概念不只適用於保守治療，也適用於手術治療。

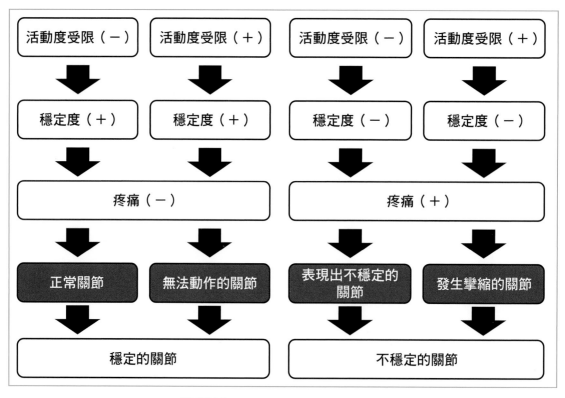

圖 3-4　關節的穩定度與疼痛的關係

① 穩定的關節

　　所謂穩定的關節，包括沿著生理軌道順利移動的「正常關節」，以及完全無法活動的「無法動作的關節」。

a）正常關節（圖 3-5a）

　　正常關節是關節的理想狀態，也是治療者的最終目標。

　　所謂正常關節，就是不會疼痛、活動範圍與肌力皆正常，且能夠朝各個方向順利活動的關節。

b）無法動作的關節（圖 3-5b）

　　至於無法動作的關節，則是因為關節固定術或處於退化性關節炎末期等原因，導致關節完全無法正常動作。

　　關節必須藉由與骨骼相連的軸來活動，一旦關節失去了活動軸，就無法活動，關節也無法產生力學上的負荷。此時，雖然不會感到疼痛，但關節也等同失去作用，且跨過該關節的單關節肌肉，會失去伸展與收縮的功能，最後演變為廢用性肌肉萎縮（disuse atrophy）。所以若預計在實施關節固定術之後，還要進行二次人工關節置換手術的話，必須先理解這些相關知識。

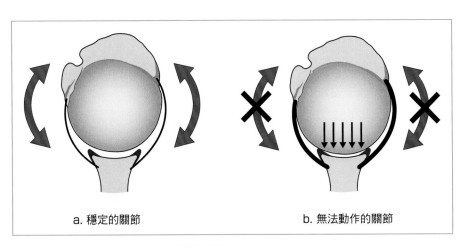

a. 穩定的關節　　　　　　　　　b. 無法動作的關節

圖 3-5　穩定的關節
a. 關節沿著軌道移動，能夠穩定地活動，是最理想的狀態。
b. 關節完全無法活動的狀態，但沒有偏離軌道，十分穩定。

肩關節攣縮的基本概念

② 不穩定的關節

不穩定的關節，包括形態上有缺損，或是器質性鬆弛的「表現出不穩定的關節」，以及攣縮造成偏離生理活動軌道的「發生攣縮的關節」。

a）表現出不穩定的關節（圖 3-6）

表現出不穩定的關節，指的是關節因為關節盂的骨缺損[16]、Hill-Sachs 損傷（Hill-Sachs lesion）[7]※、前下盂肱韌帶-關節唇複合體（AIGHL-labrum complex）受損[17]※、關節囊的膠原蛋白異常[18]、關節的容量增加或關節囊鬆弛[19][20]等，導致關節腔內無法保持負壓，進而無法維持關節的向心位。也就是關節的解剖學構造上出現缺陷。

具代表性的疾病有：外傷性肩關節脫臼、習慣性肩關節脫臼、動搖肩（loose shoulder）等，因為關節支持構造受損，沒辦法穩固支點，骨頭就脫離軌道，導致不穩定的關節表現。這時候重要的是，配合臨床發現與影像檢查結果，準確掌握病情，並進行適當的治療。運動治療的方針和治療方法，會因為選擇手術或保守治療，而有所不同[21]～[23]。

※ Hill-Sachs 損傷（Hill-Sachs lesion）是指發生肩關節脫臼時，肱骨頭後上方的骨缺損。

※ 前下盂肱韌帶-關節唇複合體（AIGHL-labrum complex）受損也就是前下盂肱韌帶-關節唇複合體受損，多是從關節盂剝離；不過現在證實也可能是中央部分斷裂，或靠近骨頭的部分斷裂。

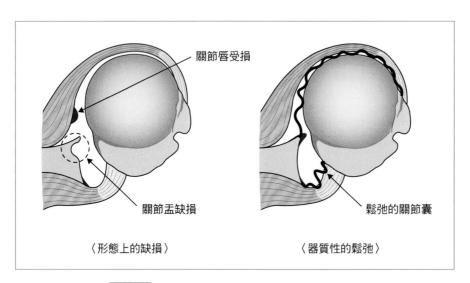

〈形態上的缺損〉　　　〈器質性的鬆弛〉

關節唇受損

關節盂缺損

鬆弛的關節囊

圖 3-6　不穩定的關節（表現出不穩定的關節）

因為有形態上的缺損或是器質性的鬆弛，肱骨頭容易脫離關節盂，導致關節不穩定或疼痛。

　　發生攣縮的關節指的是，關節因組織缺乏伸展性或有滑動障礙，硬度不平衡，造成骨頭無法走在軌道上，無法維持向心位置。也就是功能受損的關節。

　　關節動作時，骨頭的移動軌道會從硬度高的組織偏移向硬度低的組織，導致不穩定的關節表現。治療攣縮的第一步，便是掌握肩關節的立體構造，並確實找出攣縮的組織。

　　如果已經藉由各個組織的伸展性、滑動性與活動時疼痛的關係，推測出可能的攣縮部位之後，要試著伸展該組織或分離沾黏。若伸展組織、分離沾黏後，活動時的疼痛就能消失或減輕，那就可以直接針對該組織，進行下一步治療。

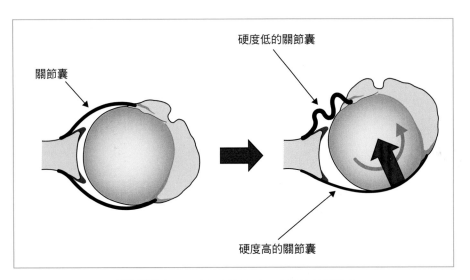

　　硬度低的關節囊

關節囊

　　硬度高的關節囊

圖 3-7　　**不穩定的關節（發生攣縮的關節）**

發生攣縮的關節，是指因組織缺乏伸展性、滑動障礙，因組織間硬度不平衡，造成骨頭無法走在正常活動軌道上，難以維持向心位置。

【參考文獻】

1) 林典雄：膝関節拘縮に対する運動療法の考え方～膝関節伸展機構との関連を中心に～. The Journal of Clinical Physical Therapy 8：1-6, 2000.

2) 林典雄：肩関節拘縮の機能解剖学的特性. 理学療法 21（2）：357-364, 2004.

3) Rowinski MJ：Orthopaedic and Sports Physical Therapy. CV Mosby CO, St. Louis, vol 2, 1985, pp50-64.

4) Stacey MJ：Free nerve endings in skeletal muscle of the cat. J Anat 105：231-254, 1969.

5) 冨田恭治, 他：肩峰下滑液包における自由神経終末の分布と肩関節痛. 別冊整形外科 27：12-14, 1995.

6) 冨田恭治, 他：肩の知覚受容器. 肩の痛み. 寺山和雄, 南江堂. 2008, pp9-10.

7) 林典雄：五十肩における疼痛の解釈と運動療法. 関節外科 30（11）：26-32, 2011.

8) Rockwood CA et al：The Shoulder, 3rd ed, Saunders, 2004.

9) 沖田実：痛みの発生メカニズム—末梢機構. ペインリハビリテーション. 三和書店. 2011, pp134-177.

10) 山本宣幸, 他：バイオメカニクス. 最新整形外科学大系 肩関節・肩甲帯 13. 高岸憲二, 他（編）中山書店. 2006. pp15-20.

11) 小川芳徳, 他. 筋力増強のメカニズム. 理学療法 16：437-441, 1999.

12) 山崎俊明：筋力改善の理学療法—廃用性筋委縮の予防を中心に—. 望月久, 他（編）, NAP. 2001, pp23-44.

13) Oishi Y, et al：Muscle fiber number following hindlimb immobilization. Acta Physiol Scand 146：281-282, 1992.

14) 田中勵作：筋出力・筋緊張の神経制御. 筋機能改善の理学療法とそのメカニズム—理学療法の科学的基礎を求めて—. 望月久, 他（編）, NAP. 2001, pp116-130.

15) 皆川洋至, 他：解剖. 最新整形外科学大系 肩関節・肩甲帯 13. 高岸憲二, 中山書店. 2006. pp2-14.

16) Itoi E, et al：The effect of a glenoid defect on anteroinferior stability of the shoulder after Bankart repair；a cadaveric study. J Bone Joint Surg 82-A：35-46, 2000.

17) Yamamoto N, et al：Contact between the glenoid and the humeral head in abduction, external rotation, and horizontal extension；a new concept of glenoid track. J Shoulder Elbow Surg 16：649-656, 2007.

18) 平川誠. コラーゲン代謝からみた loose shoulder の病態—関節包におけるコラーゲンの生化学的分析. 日整会誌 65：550-560, 1991.

肩關節攣縮的基本概念

19) 二村秋元, 他：肩関節の解剖と MRI. 肩．関節の MRI. 佐志隆士, 他（編），
    メジカルビュー社 . 2011, pp2-33.

20) 佐志隆士, 他：肩関節の解剖と MRI. 肩．関節の MRI. 佐志隆士, 他（編），
    メジカルビュー社 . 2011, pp182-199.

21) 森統子：外傷性肩関節前方脱臼に対する運動療法．整形外科運動療法ナビ
    ゲーション 上肢．林典雄, 他，メジカルビュー社 . 2008, pp94-97.

22) 小野昌代：反復性肩関節脱臼に対する Bristow 変法後の運動療法．整形
    外科運動療法ナビゲーション 上肢．林典雄, 他，メジカルビュー社 . 2008,
    pp98-101.

23) 永井教生：外傷性肩関節前方脱臼に対する関節鏡視下 Bankart 法後の運
    動療法．整形外科運動療法ナビゲーション 上肢．林典雄, 他，メジカル
    ビュー社 . 2008, pp102-105.

第４章

肌肉痙攣和肌肉縮短的區別

1. 肌肉痙攣的生理機轉　　　　　　　　　　　　　P77

2. 肌肉縮短的生理機轉　　　　　　　　　　　　　P79

3. 肌肉痙攣和肌肉縮短的評估方式　　　　　　　　P81

4. 肌肉痙攣和肌肉縮短的運動治療　　　　　　　　P82

遇到攣縮引發的關節障礙，使用運動療法的目的在於，增加關節的活動度，並改善攣縮造成的疼痛。軟組織的攣縮當中，又以肌肉攣縮最容易引發活動範圍受限和疼痛，此時，想要恢復正常關節功能，就必須改善肌肉痙攣和肌肉縮短。因此，物理治療師在做肌肉治療時，必須具備足夠的知識和技術。

肌肉痙攣和肌肉縮短的區別

1. 肌肉痙攣的生理機轉

　　肌肉痙攣（spasm），是肌肉處於痙攣的狀態，同時還伴隨著血管痙攣。發生的機制如下：

　　關節周圍組織接收到了物理、化學性刺激，傷害受器（nocireceptor）產生反應，傳送訊息到脊髓內。在脊髓內會分成兩條不同的傳遞路徑：一條路徑傳往腦部；另一條路徑透過脊髓反射，傳往神經末梢。前者經由脊髓後角的突觸，沿著外側脊髓丘腦徑，傳到大腦的體感覺皮質，引發疼痛感。後者會透過脊髓產生反射，傳至前角運動神經元的 α 運動神經，以及交感神經相關的節前神經，進而引發肌肉及血管的收縮（圖4-1）。可以知道，肌肉痙攣和脊髓反射有密切的關聯。

　　長期下來，肌肉、血管的痙攣會引發局部循環停滯，造成肌肉細胞缺血、組織變性。過程中還會產生疼痛相關物質，造成疼痛、活動受限。若這樣的脊髓反射反覆發生，會引發惡性循環，更助長關節攣縮的形成（圖4-2）[1]~[4]。

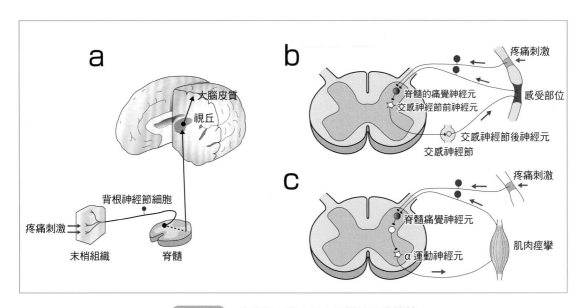

圖 4-1　**疼痛與血管、肌肉痙攣的發生機轉**

關節周圍組織接受刺激，傷害刺激受器產生反應，將信號傳至脊髓內。進入脊髓後，經由脊髓後角突觸，走外側脊髓丘腦徑上行到腦部，投射至大腦的體感覺皮質，產生對疼痛的認知。（a）

同時，也透過脊髓產生反射，傳至交感神經相關的節前神經，引發血管痙攣（b），同時也會傳至前角運動神經元的α運動神經，引發肌肉痙攣（c）。

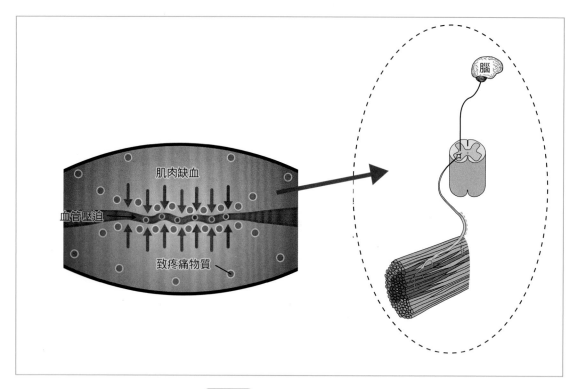

圖 4-2   肌肉痙攣的生理機轉

肌肉痙攣指的是，肌肉處於痙攣且缺血的狀態，這些都是脊髓反射所造成的。運動
神經興奮並產生動作電位，使得肌肉內的血管受到壓迫，導致肌肉缺血。肌肉需要
豐富的血液供給，一旦發生缺血等血液循環停滯的狀況，肌細胞會慢慢變性，並且
在變性的過程中，釋放出致疼痛物質。

2. 肌肉縮短的生理機轉

肌肉縮短，指的是肌肉處於缺少伸展性的狀態，這是肌肉本體的伸展性低下，以及筋膜纖維化所造成[2,5]。

肌肉本體的伸展性低下：由於肌纖維的構成單位 —— 肌節 —— 數量減少所造成。粗肌絲兩側有細肌絲，當肌肉伸展時，兩端的細肌絲會隨著伸展而間距變大，肌節的長度也因此拉長[1]。因此，在長軸上，相連的肌節數目越多，肌纖維的伸展性就越大（圖4-3）。也就是說，肌肉本體的伸展性低下，是由於肌節數目減少，以至於對伸展產生較多的阻抗[6]。

筋膜的纖維化：起因於關節無活動、關節活動不足。筋膜和肌內膜的膠原蛋白會在分子末端形成共價鍵，膠原蛋白的含量越高，組織的硬度也就越高（由於分子間的共價鍵結）（圖4-4）[1,2,7~12]。所以，筋膜的纖維化是因為膠原蛋白分子間的共價鍵，造成伸展性的阻抗增加。

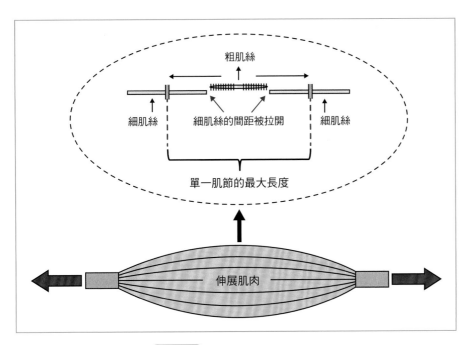

圖4-3 肌肉縮短的生理機轉

粗肌絲兩側是細肌絲，當肌肉伸展時，兩端的細肌絲會隨著伸展而間距變大，肌節的長度也拉長。因此，在長軸上，相連的肌節數目越多，肌纖維的伸展性就越大；相對地，肌節數目減少時，肌纖維的伸展性也會隨之降低。

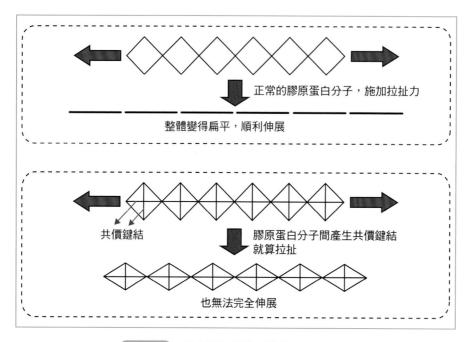

正常的膠原蛋白分子，施加拉扯力

整體變得扁平，順利伸展

共價鍵結

膠原蛋白分子間產生共價鍵結
就算拉扯

也無法完全伸展

圖 4-4　肌肉縮短的生理機轉－纖維化－

由於膠原蛋白分子間形成共價鍵，組織硬度變高。結果分子間對伸展的阻抗
增加，肌纖維的伸展性也隨之降低。

肌肉痙攣和肌肉縮短的區別

3. 肌肉痙攣和肌肉縮短的評估方式

肌肉痙攣和肌肉縮短雖然有類似之處，但兩者在生理學、組織學上的發生機轉不同，要清楚分辨，才能做出適當的評估和治療[13]。

① 評估方式 —— 如何鑑別肌肉痙攣和肌肉縮短

a）是否有壓痛？

痙攣的肌肉會釋放疼痛物質，原本高閾值的機械受器和痛覺受器（poly-model receptor），會因此降低閾值，更容易接收到壓迫或傷害性刺激[2][14]~[17]。因此，肌肉痙攣時，容易出現壓痛[13]。

肌肉縮短時，由於組織逐漸變性 —— 也就是變得較難伸展，所以肌肉縮短時，組織反而是處於安定的狀態。肌肉縮短時，對於壓迫的閾值會上升，反而不容易出現壓痛。

b）伸展位和鬆弛位的緊繃程度

肌肉痙攣會因為脊髓反射，持續處於痙攣狀態，此時不論處於何種關節姿勢，肌肉都持續地緊繃[13]。痙攣的肌肉處於縮短位，觸診時會發現張力較高，這時候若強行將肌肉變換為伸展位，反而會增加張力，容易誘發疼痛[1][2][13]。

反觀，肌肉縮短時，由於肌肉缺乏伸展性，若將肌肉導至伸展位，肌纖維被拉長，此時觸診會發現緊繃程度增加；反而是肌肉處於縮短位時，肌肉得以鬆弛，此時觸診會發現緊繃程度低[5][13]。

c）肌力低下和等長收縮時，是否出現疼痛？

儘管肌肉痙攣並沒有發生肌肉本身的萎縮，但卻礙於生理上的功能受阻礙，肌力無法正常發揮，導致肌力低下的表現[1]。除此之外，由於血管痙攣造成靜脈回流阻滯，因此造成肌內壓也會上升[1][2][18]。如果強行把痙攣的肌肉做等長收縮，肌內壓會更加上升，導致疼痛。尤其時伴隨著缺血症狀的肌肉痙攣，在收縮時，疼痛會更加顯著[17][19]。

但是，如果是肌肉縮短的話，並不會發生顯著的肌力下降，肌內壓也不會升高。因此，進行等長收縮時，並不會因為肌內壓過度上升而導致疼痛。

4. 肌肉痙攣和肌肉縮短的運動治療

　　肌肉痙攣及肌肉縮短的運動治療有許多方式，筆者經常運用的治療方式，是將反覆性等長收縮和伸展運動這兩者組合，以達到效果。接著，將說明反覆性等長收縮的生理機轉，及其臨床運用。

① 反覆性等長收縮的生理機轉

　　運動治療的目的在於：讓痙攣的肌肉，其緊繃得以緩解；讓縮短的肌肉，能夠獲得伸展性。其中一項方式，就是利用反覆性等長收縮，這在臨床上也很有效[20]。

　　能夠等長收縮的肌肉，具有特定構造：肌腹位於中間，兩端是肌腱，且肌腱附著於骨頭上。因此，當肌肉收縮且一端的關節維持固定時，兩端的肌腱會被拉往肌肉中央。但基本上，肌腱缺乏伸展性，因此肌肉收縮時不足的長度變化，就交由肌肉肌腱交接處（muscle-tendon junction）來負責（圖4-5）。所以，等長收縮也可當作刺激肌肉肌腱交接處的有效方式。

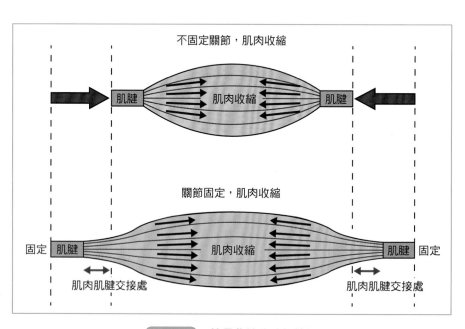

圖 4-5　等長收縮的功能特性

關節不固定之下，肌肉收縮，會將兩端的肌腱拉近，往中心靠攏（上圖）。但關節固定時，肌肉收縮，會產生一股力量，將兩端的肌腱拉往中央；但肌腱缺乏伸展性，無法拉長，只好靠著肌肉肌腱交接處來增加長度（下圖）。

等長收縮對肌肉肌腱交接處產生伸展刺激，高爾基腱器因此反應，透過抑制性中介神經元（inhibitory interneuron），在脊髓層級產生反射，讓肌肉鬆弛。高爾基腱器的閾值意外地低，輕度的伸展刺激也會產生反應（圖4-6）[21]。

因此，對於痙攣的肌肉，反覆實施輕度的等長收縮，能有效緩解緊繃，減少對伸展的阻抗。

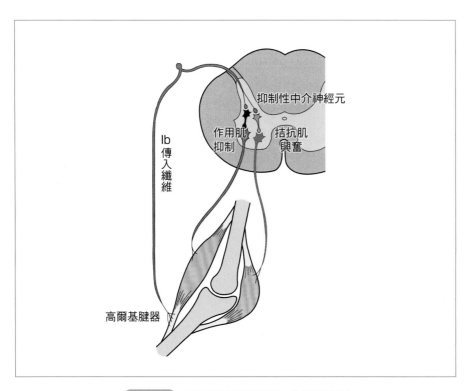

抑制性中介神經元

作用肌抑制

拮抗肌興奮

Ib 傳入纖維

高爾基腱器

圖 4-6　高爾基腱器抑制 Ib 的傳導途徑

對高爾基腱器給予刺激，會興奮Ib傳入纖維，透過抑制性中介神經元（inhibitory interneuron），在脊髓層級產生反射，讓肌肉鬆弛。同時，也會使α運動神經興奮，作用於拮抗肌。

肌肉痙攣和肌肉縮短的區別

b）肌節數增加、生成，肌肉獲得伸展性

有研究指出，在肌肉肌腱交接處施予伸展刺激，能促進肌肉的組成單位——肌絲的再生[22][23]。

肌肉適度伸展，肌肉肌腱交接處可以有效獲得伸展刺激，也能促進肌節的再生。因此，持續伸展的效果在於，能夠讓筋膜的柔軟性獲得改善。

c）利用肌肉幫浦作用，排除肌肉內的疼痛物質

當肌肉反覆收縮，可藉由肌肉幫浦作用增進肌肉內的血液循環、促進淋巴液回流，進而改善肌肉水腫、排除疼痛物質（圖4-7）。

肌肉痙攣雖然會有壓痛表現，但持續地操作輕度的反覆性等長收縮，就能逐漸減緩疼痛程度，肌肉的緊繃程度也會逐漸下降[20]。

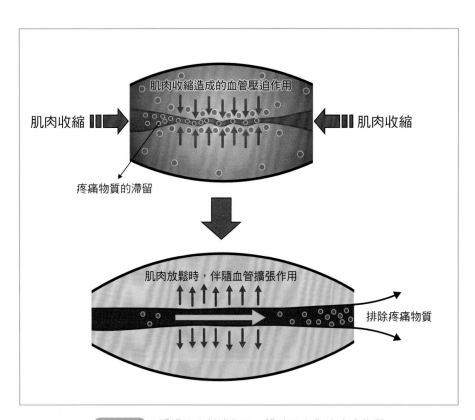

圖 4-7 **透過肌肉幫浦作用，排除肌肉內的疼痛物質**

肌肉收縮後，放鬆時會產生肌肉幫浦作用，增進肌肉內的血液循環、促進淋巴液回流，進而改善肌肉水腫、排除疼痛物質，能有效緩解肌肉緊繃狀態，並排除疼痛物質。

② 反覆性等長收縮的臨床應用

為何對於肌肉痙攣和縮短，反覆性等長收縮能帶來治療效果？以下將說明其原因。也將進一步地，描述肌肉痙攣和縮短時，使用反覆性等長收縮作為治療的具體方式。

治療的要點在於，肌肉收縮的強度和等長收縮的時間長度，兩者要有區別。同時，等長收縮做完之後，一定要搭配協助性主動運動。

a）治療肌肉痙攣的反覆性等長收縮

肌肉收縮的強度，保持在最大收縮的5～10％左右，並且控制在收縮時不會疼痛的程度。

具體來說，喙肱肌痙攣造成肩關節無法做出由下摸背動作（apley scratch test 中，手經由側腰摸背的動作）。一開始，肩關節從45°外展位，移動到輕度伸展、內旋，此為起始姿勢。接著，將肩關節往屈曲外旋的方向，引導做輕微的等長收縮，接著誘導患者做協助性主動運動。接下來，引導肩關節往伸展內旋的方向做協助性主動運動，並和緩地增加角度。在增加角度時，需注意不可使喙肱肌出現伸展刺激或疼痛。重複進行以上一連串的動作，就能夠緩解壓痛，並且降低肌肉張力（圖4-8）。

動作過程中，讓患者感到舒服的程度是最理想的，切記，過程中不應該誘發疼痛。

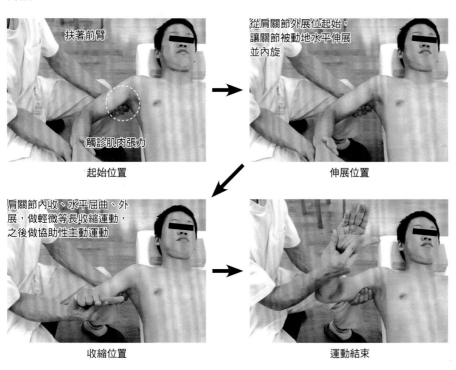

扶著前臂

觸診肌肉張力

起始位置

從肩關節外展位起始，讓關節被動地水平伸展並內旋

伸展位置

肩關節內收、水平屈曲、外展，做輕微等長收縮運動，之後做協助性主動運動

收縮位置

運動結束

圖 4-8　喙肱肌的放鬆方式

反覆實施以上一連串的動作，直到肌肉的緊繃和壓痛得到改善。

肌肉收縮強度應控制在最大收縮時的10～20％，若超過20％，可能會造成其他非治療目標的肌肉連帶收縮。

這邊將以肱三頭肌長頭縮短時，導致肩關節屈曲動作受限的例子，來具體的說明。

首先，讓肘關節達到最大屈曲，並使肩關節屈曲；這個起始姿勢可以給肱三頭肌長頭的筋膜施加伸展刺激。接者讓肩關節、肘關節往伸展方向，充分地進行等長收縮；之後，引導患者協助性主動運動。然後，將肩關節、肘關節往屈曲方向做協助性主動運動，逐漸增加角度；過程中要注意，不讓肱三頭肌長頭產生伸展刺激或引發疼痛。屈曲方向的動作，能夠斷開膠原蛋白分子的共價鍵結。但過度地讓肌肉屈曲，會誘發伸展疼痛；而且肌絲被過度拉開，也會使肌肉無法收縮[21]。藉由以上的組合動作，讓筋膜和肌纖維獲得伸展性，就能讓肘關節在最大屈曲位時，肩關節的屈曲角度增大，並且減少肩關節屈曲的阻抗力（圖4-9）。

值得注意的是，利用觸診確認伸展位時，哪邊的纖維最緊繃，並在治療過程中，以該處作為主體，進行反覆性等長收縮，更能確實地增加伸展性。

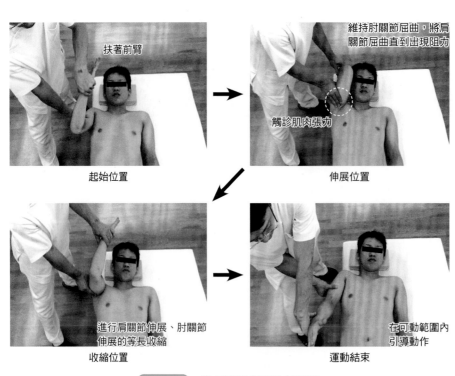

扶著前臂

起始位置

維持肘關節屈曲，將肩關節屈曲直到出現阻力

觸診肌肉張力

伸展位置

進行肩關節伸展、肘關節伸展的等長收縮

收縮位置

在可動範圍內引導動作

運動結束

圖 4-9　肱三頭肌長頭伸展運動

有節律地重複整組動作，直到肌肉得以伸展。

【参考文献】

1) Cailliet R. 萩島秀男訳：軟部組織の痛みと機能障害 第3版. 医歯薬出版株式会社. 1998, pp1-117.

2) 沖田実：痛みの発生メカニズム―末梢機構. ペインリハビリテーション. 三和書店. 2011, pp134-177.

3) 石井邦雄, 他：脊髄反射. 人体機能生理学 改訂第4版. 杉春夫（編）, 南江堂. 2003, pp136-144.

4) Johansson H, et al：Pathophysiological mechanisms involved in genesis and spread of muscular tension in occupational muscle pain and chronic musculoskeletal pain syndromes：a hypothesis. Med Hypotheses 35：196-203, 1991.

5) 林典雄：膝関節拘縮に対する運動療法の考え方～膝関節伸展機構との関連を中心に～. The Journal of Clinical Physical Therapy 8：1-6, 2000.

6) 高橋雅人：筋の伸張および伸展性（粘弾性）改善の理学療法. 筋機能改善の理学療法とそのメカニズム―理学療法の科学的基礎を求めて―. 望月久, 他（編）. NAP. 2001, pp68-80.

7) 藤本大三郎：コラーゲン物語. 東京化学同人. 1999, pp44-55, 73-100.

8) 須釜聡：関節固定が筋肉コラーゲンに及ぼす影響. PTジャーナル 29：345-348, 1995.

9) 藤井克之, 他：骨, 関節軟骨の老化とコラーゲン. 整形外科 32：416-424, 1981.

10) Fujii K：Aging of the collagen in human joint conponent；Changes in the reclucible cross link and solabilities. J Jpn Orthop Assoc 49：145-155, 1975.

11) 沖田実, 他：筋膜の変化に基づいた関節可動域制限. 関節可動域制限 - 病態の理解と治療の考え方. 沖田実（編）, 三輪書店. 2008, pp89-111.

12) Udaka J, et al：Disuse-induced preferential loss of the giant protein titin depresses muscle performance via abnormal sacromeric organization. J Gen Physiol 131：33-41, 2008.

13) 林典雄：肩関節拘縮の機能学的特性. 理学療法 21：357-564, 2004.

14) 伊藤文雄：筋感覚研究の展開. 協同医書出版社. 2000, pp33-103.

15) 黒川幸雄：疼痛の運動療法. 疼痛の理学療法. 鈴木重行, 他（編）, 三輪書店. 1999, pp58-65.

16) 熊澤孝朗：痛みのメカニズム. 新医科学大系 第7巻 刺激の受容と生体運動. 石井威望, 他（編集）. 中山書店. 1995, pp153-167.

17) Mense S, et al：Nociception from skeletal muscle in relation to clinical muscle pain. Pain 54：241-289, 1993.

肌肉痙攣和肌肉縮短的區別

18) 吉田徹, 他：いわゆる変形性関節症の疼痛について―骨内圧からの考察―. 整形外科 26 (8)：745-752, 1975.

19) Mense S, et al：Responses in muscle afferent fibers of slow conduction velocity to contractions and ischaemia in the cat. J Physiol 342：383-397, 1983.

20) 林典雄, 他：等尺性収縮を用いた肩関節 ROM 訓練. 理学療法学 17 (5)：485-489, 1990.

21) 大地陸男：生理学テキスト. 文光堂, 1992, pp35-49, pp67-68, pp73-82.

22) Tamai K, et al：In situ observation of adjustment of sarcomere length in skeletal muscle under sustained stretch. J Jpn Orthop Assoc 63：1558-1563, 1989.

23) Safran MR et al：The role of warmup in muscular injury prevention. Am J Sports Med 16：123-127, 1988.

肌肉痙攣和肌肉縮短的區別

第5章
肌肉造成的攣縮

1. 掌握攣縮所需要的肌肉評估基本知識　　　　　P91

2. 肩關節肌肉群的功能解剖學與評估方式　　　　P95

3. 面對肌肉造成的攣縮可施行的運動治療　　　　P123

肩關節攣縮的原因十分多元，其中，肌肉造成攣縮的情形在臨床上相當常見。本章將解說肌肉造成攣縮時，如何評估肌肉，以及其具體的運動治療方法，以下將依照肩關節的構成肌肉分別進行說明。藉由詳細地評估各肌肉，相信各位也能再次理解到功能解剖學的重要性。

肌肉造成的攣縮

1. 掌握攣縮所需要的肌肉評估基本知識

① 肌肉的作用

為掌握組成肩關節肌肉群的功能，須要了解立體空間中，肌肉附著於骨頭的部位，以及肌肉牽引的方向（向量）。

若對球體施加牽引力，球體會產生位移與轉動。牽引方向與球體旋轉軸心在同一直線上時，理論上球體僅會位移，不產生轉動（圖5-1a）。然而，牽引方向與旋轉軸不一致，則球體產生位移與轉動。此時，轉動將持續至旋轉軸心與牽引方向在同一條線上。（圖5-1b）。

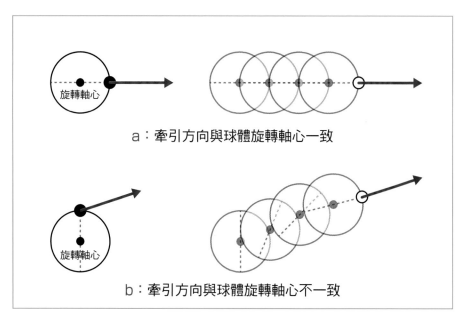

圖5-1 旋轉軸上之牽引與非旋轉軸上牽引之球體位移

a：理論上球體不會旋轉，只往牽引方向移動。
b：理論上，球體會向牽引方向產生位移與轉動。
　旋轉軸心●的位置會位移至○。

肌肉造成的攣縮

施加於球體的牽引方向一旦改變，位移方向與轉動量亦完全不同（圖 5-2）。這正是解釋：即便是相同肌肉或相同附著處，若肌纖維排列方向不相同，關節運動也會不同。

如上述，牽引作用會隨著肌纖維之牽引方向而改變，因此治療者必須掌握肩關節在不同姿勢時，各肌肉如何發揮作用。

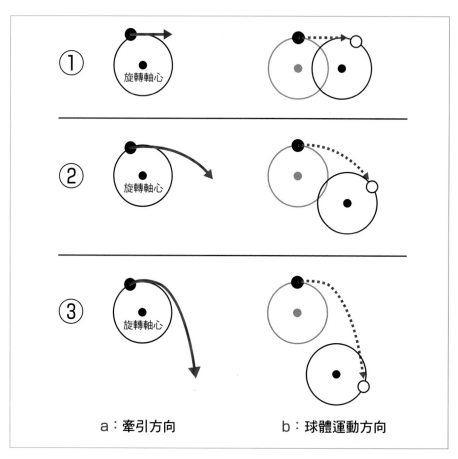

a：牽引方向　　　b：球體運動方向

圖 5-2　不同的牽引方向與球體的位移

a：不同方向的牽引力，b：球體延虛線方向移動。牽引力作用點●會轉至○的位置。

肌肉造成的攣縮

② 肌肉壓痛評估

　　肌肉壓痛在理解肌肉痙攣或發炎部位時，是一項重要的資訊。評估壓痛時，使肌肉適度伸展，可確認該肌肉的張力，更容易找出壓痛（圖5-3）。

　　此外，在評估肌肉壓痛時，先掌握住臨床上常見的壓痛部位，更能順利評估。一般來說，壓痛好發於組織附著處、肌腱連接處、關節附近（圖5-4）。

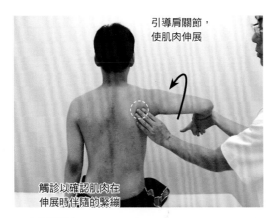

圖5-3　肌肉壓痛評估（以棘下肌為例）

檢查時，用單手（照片中使用右手）將肩關節引導，使肌肉伸展。另一隻手（照片中使用左手）觸診，以確認肌肉在伸展時伴隨的緊繃。藉由確認肌肉的緊繃程度，更容易找出壓痛。

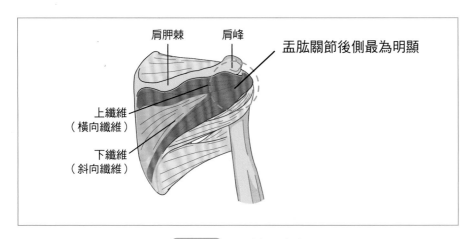

圖5-4　壓痛好發部位

圖中顯示棘下肌壓痛好發部位。棘下肌的壓痛，常見於肩胛棘下緣附著處、肩胛骨外側緣附著處、肱骨附著處及其附近位置。

③ 肌肉伸展測試

在做肌肉伸展測試時，基本上是引導止點遠離起點方向，來評估活動範圍。肌肉伸展測試結果如果呈陽性，需實際觸診該肌肉是否緊繃，這點須注意。藉著實際觸診，可確認該肌肉是否就是伸展測試結果的限制因素。伸展測試中，也可能是肌肉以外的組織（如韌帶、關節囊等）構成限制因素。因此治療者也必須熟悉第6章、第7章中，關於其他組織的評估方式，如此才能綜觀各種可能來判斷攣縮成因。

此外，在做盂肱關節相關的肌肉伸展測試時，一定要先固定肩胛骨。肩關節隨著姿勢不同，肩胛骨的位置也會改變，因此，先固定肩胛骨的位置，才能提升檢查的再現性（圖5-5）。

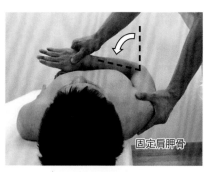
a. 上纖維

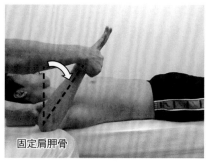
b. 下纖維

圖5-5 　**肌肉伸展測試時，固定肩胛骨（以棘下肌伸展測試為例）**

盂肱關節相關肌肉之伸展測試時，固定肩胛骨的動作十分重要。肩關節會依姿勢不同，肩胛骨的位置也不同，因此測試時，先固定肩胛骨的位置，即可提升測試的再現性。

2. 肩關節肌肉群的功能解剖學與評估方式

① 棘上肌

a）棘上肌的功能解剖與臨床特徵

棘上肌位於旋轉肌袖的上部，作用為肩關節外展，以及將肱骨頭拉近關節盂，穩定支點（圖**5-6**）[1]。

棘上肌能使肩關節外展，但因肱骨頭中心到止點的距離較短，肌肉能發揮的肌力並不大。於是力臂較大的三角肌如果因腋神經麻痺而功能受損，肩關節的外展功能會顯著低下[1]。此外，從下垂位置逐漸上提，依據長度–張力曲線，棘上肌功能也會逐漸降低[2][3]。

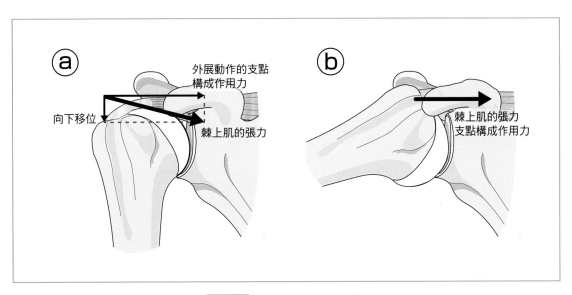

圖 5-6　**棘上肌對肱骨的作用**

a：下垂位置時棘上肌的作用
b：上提位置時棘上肌的作用

棘上肌與三角肌的力偶關係，在運動學上，對肩關節外展是重要的基礎[1]。棘上肌加強支點形成的作用力，三角肌參與發揮強大的轉動力矩，兩者協同作用，完成外展動作。

有關向心力的一些研究中，Sharkey等[4]使用屍體進行研究，發現對於三角肌的向上移位，棘上肌的限制功能不如棘下肌、小圓肌、肩胛下肌顯著。再加上Halder等[5]使用屍體研究，發現肩關節外展所伴隨的向下偏移力，在所有外展角度中，棘下肌、肩胛下肌的作用力比棘上肌更大。換句話說，與三角肌之間的力偶關係並非由棘上肌單獨形成，而是由旋轉肌袖的其他肌肉協同作用。

此外，棘上肌腱橫跨肩關節旋轉軸的前後方[3]，附著於大結節（部分附著於小結節）[6]。其中，前纖維分布於旋轉軸前方，負責內旋運動；分布於旋轉軸後方的後纖維負責外旋運動[1]。

關於棘上肌的解剖學特徵，皆川等[7]說明肌肉的生理橫斷面積之70%集中於棘上肌本體的前三分之一。同時，井樋等[8]指出，肩關節上提動作時，最大荷重、最大應力、彈性係數在棘上肌腱的前三分之一處較高。由此可知，棘上肌在功能學上，前纖維是重要的部位。

b）棘上肌壓痛好發部位與評估

棘上肌的壓痛常見於棘上窩內側四分之一處；前纖維在肩胛骨上角附近容易壓痛，後纖維則是在肩胛棘上緣最顯著（圖5-7）。由於棘上肌有很大範圍被斜方肌覆蓋，較考驗觸診技巧，但利用上角、肩胛棘作為參考位置（landmark），就能提升觸診的精準度，也能讓診察結果具有再現性。

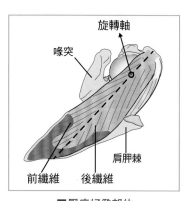
■壓痛好發部位

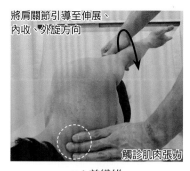
a：前纖維

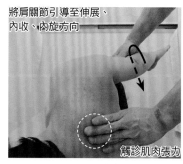
b：後纖維

圖5-7　棘上肌的壓痛好發部位與評估

棘上肌壓痛常見於棘上窩內側四分之一處。
a：評估前纖維的壓痛時，先找到棘上窩，再往上角附近觸診。接著，將肩關節引導至伸展、內收、外旋方向，使前纖維緊繃，更容易確認壓痛部位。
b：評估後纖維的壓痛時，先找到棘上窩，再移向肩胛棘上緣。接著，將肩關節引導至伸展、內收、內旋方向，使後纖維緊繃，更容易確認壓痛部位。

評估時，採取坐姿，肩關節外展45°，固定肩胛骨。

前纖維伸展測試：以肩關節外旋30°作為起始姿勢。接著，將肩關節內收，若內收外展無法達到0°，要懷疑前纖維伸展性降低（圖5-8a）。

後纖維伸展測試：以肩關節內旋30°作為起始姿勢。接著，將肩關節內收，若內收外展無法達到0°，應懷疑後纖維伸展性降低（圖5-8b）。

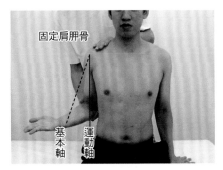
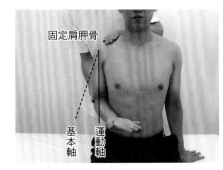

a. 前纖維　　　　　　　　　　　b. 後纖維

圖 5-8　**棘上肌的伸展測試**

將肩胛骨固定於肩關節外展45°位置。
a：前纖維伸展測試：以肩關節外旋30°作為起始姿勢，若內收外展無法達到0°，應懷疑前纖維伸展性降低。
b：後纖維伸展測試：以肩關節再內旋30作為起始姿勢，若內收外展無法達到0°，應懷疑後纖維伸展性降低。

② 棘下肌

a）棘下肌的功能解剖與臨床特徵

棘下肌組成旋轉肌袖的上側和後側，對於盂肱關節的穩定扮演重要角色。

以往認為旋轉肌袖斷裂以棘上肌腱為主，但望月等[9]指出，其中也有不少案例包含了棘下肌腱。

同時，棘下肌腱斷裂亦對肩關節外展的肌力影響甚大。Mura等[10]使用屍體的研究指出，相較於正常肩，棘上肌切除後，外展力矩減少39%；棘上肌與棘下肌都切除的話，則減少63%。

此外，棘下肌橫跨肩關節內收外展軸的上下方[3]，止於大結節[11]。因此經過內收外展軸的上纖維群（橫向纖維）於下垂時增加張力，經過下方的下纖維群

（斜向纖維）於上提時增加張力[1][3]。

棘下肌在各位置時對肱骨產生的作用如下：

肩下垂位時，上纖維群伸展，使肩關節外展[3]；在冠狀面上，上纖維使肱骨下移與肩關節外展（支點構成作用）（圖5－9a）。水平面上，負責肱骨前移與肩關節外旋運動（支點構成作用）（圖5-9b）。

肩關節外展位時，下纖維群伸展，較上纖維群更強力地產生外旋[3]。冠狀面上，下纖維負責肩關節外展（支點構成作用）與外旋（圖5-9c）。下纖維在水平面上，負責肱骨前移與肩關節水平伸展（支點構成作用）（圖5-9d）。

肩水平內收位時，整個棘下肌伸展，向心力提高，比起外旋作用，更多是水平伸展作用（圖5-9e）[1]。

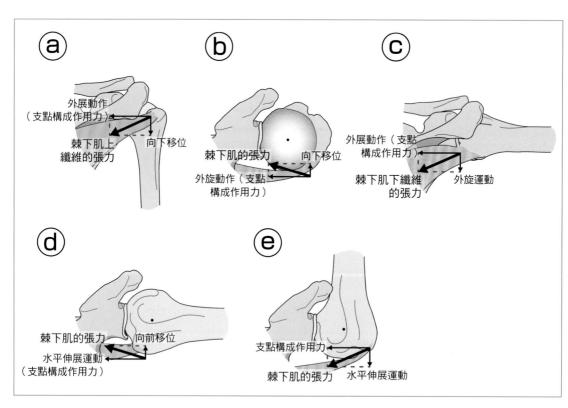

圖 5-9　棘下肌對肱骨的作用

a：肩下垂位時，棘下肌在冠狀面的作用
b：肩下垂位時，棘下肌在水平面的作用
c：肩外展位時，棘下肌在冠狀面的作用
d：肩外展位時，棘下肌在水平面的作用
e：肩水平內收位時，棘下肌在水平面的作用

肌肉造成的攣縮

棘下肌的壓痛常見於：上纖維的肩胛棘下緣附近、下纖維的肩胛骨外側緣。尤其盂肱關節後側最為顯著（圖5-10）。棘下肌此部位由三角肌後纖維覆蓋，但透過肩關節外展可使三角肌移位，讓觸診較為容易[12]。

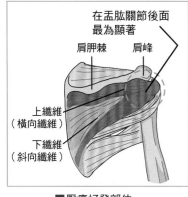

■壓痛好發部位

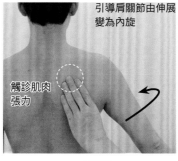

a. 上纖維

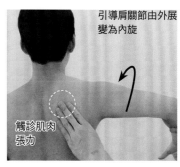

b. 下纖維

圖5-10 **棘下肌壓痛好發部位與評估**

棘下肌壓痛常見於上纖維肩胛棘下緣附近、下纖維肩胛骨外緣。
a：評估上纖維的壓痛時，先找到肩胛棘下緣，再往肩盂肱關節觸診。接著，從肩關節伸展位置，引導至內旋方向，使上纖維緊繃，更容易確認壓痛部位。
b：評估下纖維的壓痛時，先觸診小圓肌起點處，再往盂肱關節觸診。接著，由肩關節外展位置引導至內旋方向使下纖維緊繃，更容易確認壓痛部位。

c）棘下肌的伸展測試

評估時，採取仰臥姿勢。

上纖維的伸展測試：以肩關節屈曲30°作為起始姿勢（本應由下垂位置開始，但要避免內旋時碰觸到軀幹），將肩胛骨固定於肩關節內外旋的中間位置，接著，將肩關節內旋。內旋若不到90°，應懷疑上纖維伸展性降低（圖5-11a）。

下纖維的伸展測試：以肩外展90°作為起始姿勢，將肩胛骨固定於肩關節內外旋中間位置，接著，將肩關節內旋。內旋若不到30°，即懷疑下纖維伸展性降低（圖5-11b）。

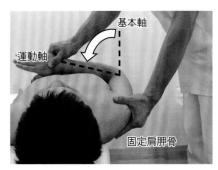

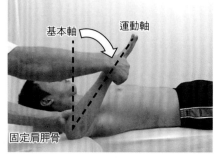

a. 上纖維　　　　　　　　　　　　　b. 下纖維

📷 **圖 5-11**　　棘下肌的伸展測試

a：上纖維伸展測試：以肩關節屈曲30°作為起始姿勢（本應下垂，但要避免內旋時碰觸到
　軀幹），將肩胛骨固定於肩關節內外旋的中間位置（neutral position），接著，將肩
　關節內旋。內旋若不到90°，即懷疑上纖維伸展性降低。
b：下纖維伸展測試：以肩外展90°作為起始姿勢，將肩胛骨固定於肩關節內外旋的中間位
　置，接著，將肩關節內旋。內旋若不到30°，即懷疑下纖維伸展性降低。

③小圓肌

a）小圓肌的功能解剖與臨床特徵

　小圓肌形成旋轉肌袖後下側，具有支點構成作用力，能穩定盂肱關節。小圓肌
與棘下肌共同負責外旋動作，尤其在肩外展內收位，上小圓肌的作用增加[3]。此
外，小圓肌與後側關節囊融合，並防止肩關節外旋時，捲入後側關節囊[3]。

　小圓肌於各位置時對肱骨產生的作用如下：

　肩下垂位時，整體肌肉長度較短，因此外旋作用較弱（圖5-12a）。

　肩外展位時，肌肉長度適度地拉長，因此外旋作用較強（圖5-12b）。

　肩水平內收位時，肌肉更伸展，有效形成肩關節的外旋（圖5-12c）。

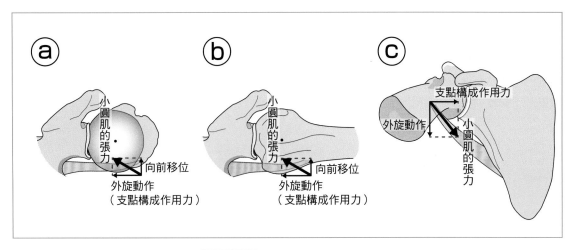

圖 5-12　小圓肌對肱骨的作用

a：肩下垂位時，小圓肌的作用
b：肩外展位時，小圓肌的作用
c：肩水平內收位時，小圓肌的作用

b）小圓肌壓痛好發部位與評估

　　小圓肌壓痛常見於上肌束、下肌束全範圍。在大結節附著處附近最為顯著（圖 5-13）[12]。

　　此外，通常四角區間（Quadrilateral Space）有壓痛時，小圓肌也會有強烈壓痛 [13]。

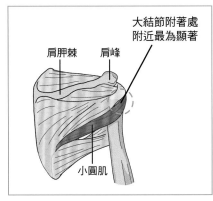

■壓痛好發部位

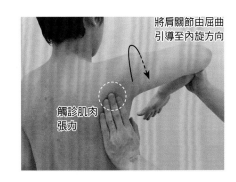

圖 5-13　小圓肌的壓痛好發部位與評估

小圓肌壓痛常見於肌肉整體。評估小圓肌的壓痛時，先觸診肩胛骨外側緣近端，再往肱骨大結節移動。接著，由肩關節屈曲位，引導至內旋方向，使肌肉緊繃，更容易確認壓痛部位。

評估時，採取坐姿。

小圓肌伸展測試：以肩關節屈曲90°為起始姿勢，將肩胛骨固定於肩關節內外旋的中間位置，接著，將肩關節內旋。若內旋不到30°，應懷疑小圓肌伸展性降低（圖5-14）。

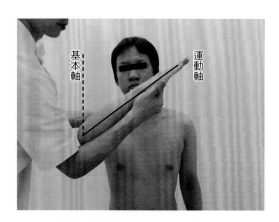

圖5-14　小圓肌的伸展測試

小圓肌伸展測試：以肩關節屈曲90°、內外旋中間位置作為起始姿勢。接著，將肩關節內旋，若內旋不到30°，懷疑小圓肌伸展性降低。

④ 肩胛下肌

a）肩胛下肌的功能解剖與臨床特徵

肩胛下肌構成旋轉肌袖前側，有助於穩定盂肱關節。

相對於棘上肌、棘下肌、小圓肌為羽狀肌，肩胛下肌是由複數肌內肌腱所組成的多羽狀肌[14]。

具有內旋功能的肩胛下肌的橫斷面積，約等同具有外旋功能的棘上肌、棘下肌、小圓肌的加總，若內、外旋肌群同時活動，其張力能有效形成支點[15]。

同時，有研究將肩胛下肌視為對前脫位形成重要的動態穩定結構[16]。然而，Turkel等[17]探討肩胛下肌腱剝離所伴隨之牽制功能，指出下垂姿勢與外展45°時，具有穩定前側的作用，但外展90°時，並無穩定作用。此外，山本等[18]也指出，外展90°時肩胛下肌雖處於伸展位置，但並沒有對前側的牽制功能。

肩胛下肌跨越了肩關節屈曲－伸展軸的上下側[3]，附著範圍相當寬，從小結節前面至上面，甚至有部分到達肱骨頭凹窩[19]。因此分布於屈曲－伸展軸的上纖維，於下垂位置的作用效率較高，而分布於屈曲－伸展軸下方的下纖維，於上提時效率較高[1][3]。

肩胛下肌在各位置時對肱骨產生的作用如下：

肌肉造成的攣縮

肩下垂位時，上纖維群的內旋作用效率較高（圖5-15a、b）。

　　肩外展位時，下纖維群伸展，上纖維群鬆弛。也就是下纖維群的內旋作用，效率比上纖維群更高（圖5-15c、d）。

　　肩水平內收位時，肩胛下肌的整體肌肉長度縮短，而內旋效率降低（圖5-15e）。此時由大圓肌進行代償。

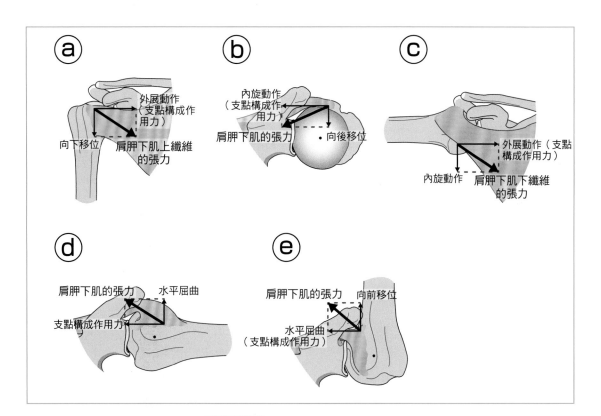

圖5-15　**肩胛下肌對肱骨的作用**

a：肩下垂位時，肩胛下肌在冠狀面的作用
b：肩下垂位時，肩胛下肌在水平面的作用
c：肩外展位時，肩胛下肌在冠狀面的作用
d：肩外展90°時，肩胛下肌在水平面的作用
e：肩水平內收位時，肩胛下肌在水平面的作用

肌肉造成的攣縮

　　肩胛下窩與胸廓相接，但肩胛下肌在肩胛骨外側、小結節等位置可觸診到。因此，無論是上纖維或下纖維，壓痛常見的位置在肩胛下窩外緣（胸大肌深層）附近（圖5-16）。位於肩胛骨外緣的大條柱狀肌束，為大圓肌與闊背肌，觸診時需謹慎分辨出肩胛下肌的所在位置。

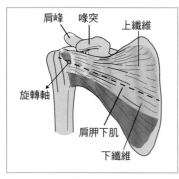
■壓痛好發部位

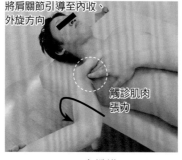
a：上纖維

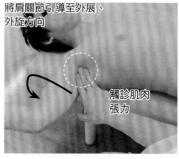
b：下纖維

圖5-16　肩胛下肌的壓痛好發部位與評估

評估肩胛下肌的壓痛時，上纖維與下纖維均由肩胛下窩外緣（胸大肌深層）附近確認。
a：評估上纖維的壓痛時，將肩關節輕微外展，觸診肩胛骨外側緣最上纖維。接著，將肩關節內收，再引導至外旋方向，使上纖維緊繃，更容易確認壓痛部位。
b：評估下纖維的壓痛時，先觸診肩胛骨外側緣（大圓肌內側）附近。接著，維持肩關節外展，並引導至外旋方向，使下纖維緊繃，更容易確認壓痛部位。

c）肩胛下肌的伸展測試

　　評估時，採取仰臥姿勢。

　　上纖維伸展測試：以肩下垂位作為起始姿勢，將肩胛骨固定於肩關節內外旋中間位置。接著，將肩關節外旋，若外旋不到60°，即懷疑上纖維伸展性降低（圖5-17a）。

　　下纖維伸展測試：以肩外展位作為起始姿勢，將肩胛骨固定於肩關節內外旋中間位置。接著，將肩關節外旋，若外旋不到90°，應懷疑下纖維伸展性降低（圖5-17b）。

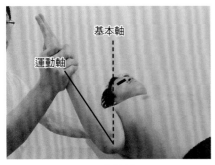

a：上纖維

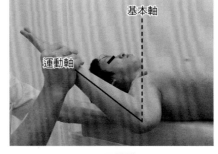

b：下纖維

圖 5-17 肩胛下肌的伸展測試

a：上纖維伸展測試：以肩下垂位作為起始姿勢，將肩胛骨固定於肩關節內外旋中間位置。接著將肩關節外旋，若外旋不到60°，應懷疑上纖維伸展性降低。

b：下纖維伸展測試：以肩外展90°位作為起始姿勢，將肩胛骨固定於肩關節內外旋中間位置。接著將肩關節外旋，若外旋不到90°，應懷疑下纖維伸展性降低。

⑤ 大圓肌

a）大圓肌的功能解剖與臨床特徵

大圓肌與闊背肌的肌腱並行，從肩胛骨下角走向小結節嵴。大圓肌與肩胛下肌的支配神經均為肩胛下神經，一般認為兩肌肉屬於同一系列[20]。

大圓肌在各位置時，對肱骨產生的作用如下：

肩下垂位時，大圓肌鬆弛，對內旋作用不大（圖5-18a）。

肩外展位時，大圓肌長度適度拉長，負責肩關節的內收、內旋動作（圖5-18b）。

肩水平內收位時，肩胛下肌的整體肌肉長度縮短，但大圓肌維持長度，進而補償肩胛下肌內旋的效率低下（圖5-18c）。此外，肩外展90°時可觀察到內收作用，到了肩水平內收時轉換為伸展作用。

b）大圓肌的壓痛好發部位與評估

大圓肌壓痛常見於全段肌肉。下角附著處附近最為明顯（圖5-19）。大圓肌位於肩胛骨外緣，是粗大的條柱狀肌束，前方有闊背肌圍繞包覆。此部位的壓痛需注意兩肌肉的鑑別[3][12]。

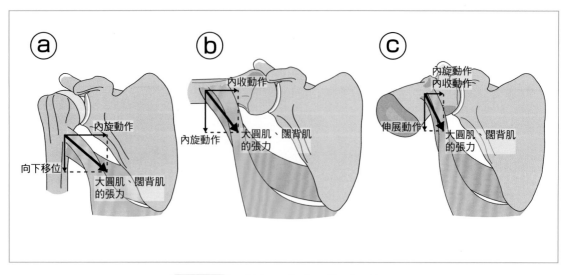

圖 5-18　大圓肌、闊背肌對肱骨的作用

a：肩下垂位時，大圓肌的作用
b：肩外展位時，大圓肌的作用
c：肩水平內收位時，大圓肌的作用

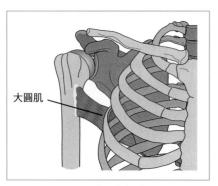

■壓痛好發部位

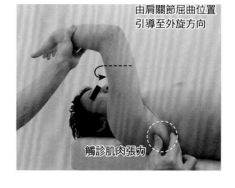

圖 5-19　大圓肌的壓痛好發部位與評估

大圓肌壓痛常見於肌肉全段，下角附近尤其顯著。
此外，大圓肌的背側有闊背肌圍繞包覆，必須謹慎。
評估大圓肌的壓痛時，先觸診位於肩胛骨外側緣的條柱狀肌束後方。接著將肩關節屈曲引
導至外旋方向，使肌肉緊繃，更容易確認壓痛部位。

c）大圓肌的伸展測試

評估時，採取坐姿。

大圓肌伸展測試：以肩關節屈曲90°位作為起始姿勢，將肩胛骨固定於肩關
節內外旋中間位置。接著，將肩關節外旋，若外旋不到80°，應懷疑大圓肌伸
展性降低（圖5-20）。

肌肉造成的攣縮

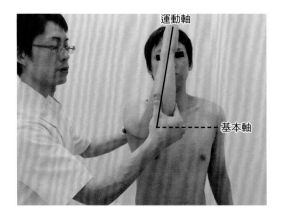

圖 5-20　大圓肌的伸展測試

大圓肌伸展測試：以肩關節屈曲90°、內外旋中間位置作為起始姿勢。
接著，將肩關節外旋，若外旋不到80°，應懷疑大圓肌伸展性降低。

⑥ 闊背肌

a）闊背肌的功能解剖與臨床特徵

　　闊背肌由胸椎棘突和腰薦椎棘突處、髂嵴部、下肋骨、肩胛骨下角等四個位置的纖維群所組成，分別負責不同功能[3]。此外，在腰椎後凸姿勢、骨盆後傾姿勢時，各纖維群被拉長，並提高靜止張力，導致肩關節上提的活動範圍受限（圖5-21）。

　　再者，闊背肌止點是小結節嵴，與大圓肌相同，從兩肌肉的結合處再往近端的地方，有闊背肌腱下囊（subtendinous bursa of latissimusdorsi muscle）[3]，可以減輕兩肌肉間的摩擦。

　　闊背肌功能依脊椎、骨盆位置改變其效率，但於肩關節運動軸附近，闊背肌的功能與大圓肌一致。因此，對肱骨的作用與大圓肌相同（圖5-18）。

b）闊背肌的壓痛好發部位與評估

　　闊背肌在肩胛骨外緣覆蓋了大圓肌，並一路包覆到前方，此區域在檢查壓痛時必須小心鑑別。經過肩胛骨下角周圍的闊背肌最上處纖維發現壓痛時，顯示闊背肌和肩胛骨下角之間有異常摩擦（friction）的可能（圖5-22）[21]。

肌肉造成的攣縮

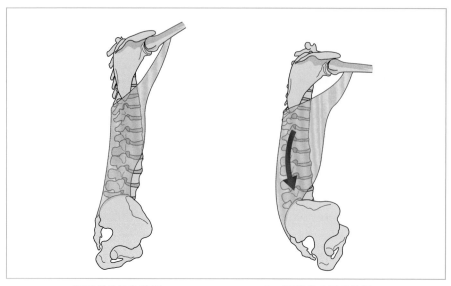

a：腰椎前凸骨盆前傾　　　　　　　b：腰椎後凸骨盆後傾

圖 5-21 不同姿勢下的闊背肌功能

　　a：胸椎、腰椎前凸、骨盆前傾姿勢下，靜止張力低，肩關節上提
　　　　不受限制。
　　b：胸椎、腰椎後凸、骨盆後傾姿勢下，闊背肌伸展，提高靜止張
　　　　力，進而限制肩關節上提。

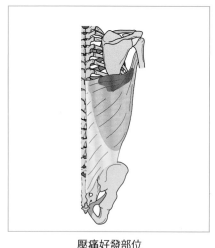

壓痛好發部位

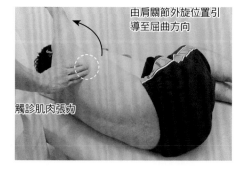

由肩關節外旋位置引
導至屈曲方向

觸診肌肉張力

圖 5-22 闊背肌的壓痛好發部位與評估

闊背肌壓痛常見於下角附近的最上處纖維。
評估闊背肌的壓痛時，先觸診肩胛骨下角底端的肌腹。接著，維持肩關節於外旋
位置，並引導至屈曲方向，超過約120°肌肉會開始緊繃，較易確認壓痛部位。

評估時，以側躺的姿勢，採取兩側髖關節最大屈曲、胸腰椎後凸、骨盆後傾位置。

闊背肌伸展測試：以肩關節內外旋中間位置作為起始姿勢。接著，將肩關節屈曲，若屈曲不到120°，應懷疑闊背肌伸展性降低（圖5-23）。

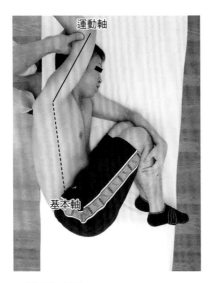

圖 5-23　**闊背肌的伸展測試**

闊背肌伸展測試：採取兩側髖關節最大屈曲、胸腰椎後凸、骨盆後傾位置。以肩關節內外旋中間位置作為起始姿勢。接著，將肩關節屈曲，若屈曲不到120°，應懷疑闊背肌伸展性降低。

⑦ 三角肌（前纖維、中纖維、後纖維）

a）三角肌的功能解剖與臨床特徵

三角肌前纖維與後纖維為梭形肌，中纖維為多羽狀肌[22]。

三角肌的功能，是對肱骨產生強大的轉動力矩[1]。

造成旋轉肌袖功能受損的情形，如：旋轉肌袖炎、旋轉肌袖斷裂、肩胛上神經麻痺等，三角肌會將肱骨拉高往肩峰端，肱骨頭和喙肩弓碰撞，導致肩關節上提困難。

前纖維負責肩關節屈曲、內收、內旋動作（圖5-24a）

中纖維負責肩關節外展動作（圖5-24b）。

後纖維負責肩關節伸展、內收、外旋動作（圖5-24c）。

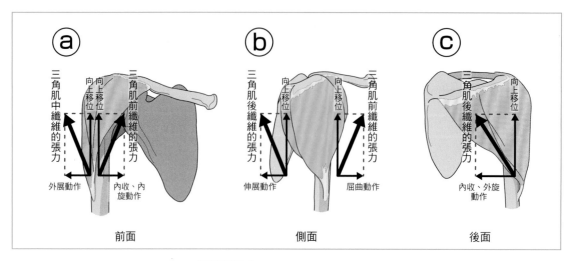

圖 5-24 三角肌對肱骨的作用

a.三角肌作用的前視圖
b.三角肌作用的側視圖
c.三角肌作用的後視圖

b）三角肌的壓痛好發部位與評估

　　三角肌的壓痛常見於三角肌粗隆附近。靠近遠端時，三角肌橫斷面積收束成中纖維，後纖維比例減少。因此，大部分的壓痛發生在前纖維與中纖維（圖5-25、26、27）[12]。

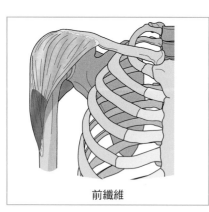

前纖維

■壓痛好發部位

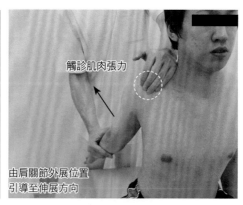

圖 5-25 三角肌前纖維的壓痛好發部位與評估

三角肌的壓痛常見於三角肌粗隆附近。
評估三角肌的壓痛時，因肌肉輪廓分明方便觸診，相對容易確認。由肩關節外展位置引導至伸展方向，使前纖維緊繃，更容易確認壓痛部位。

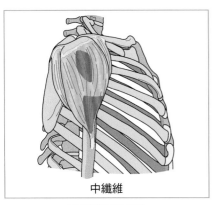

中纖維

■壓痛好發部位

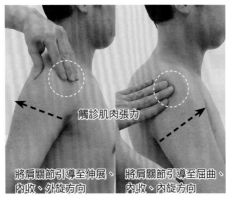

觸診肌肉張力

將肩關節引導至伸展、內收、外旋方向　將肩關節引導至屈曲、內收、內旋方向

前半部　　　　　後半部

圖 5-26　三角肌中纖維的壓痛好發部位與評估

三角肌的壓痛常見於三角肌粗隆附近。在中纖維最為多見。
評估三角肌的壓痛時，因輪廓分明方便觸診，相對容易確認壓痛。將肩關節引導至伸展、內收、外旋方向，可使中纖維的前半部緊繃；引導至屈曲、內收、內旋方向，可使中纖維後半部緊繃，更容易確認壓痛部位。

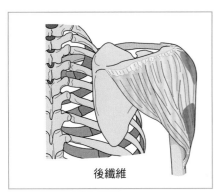

後纖維

■壓痛好發部位

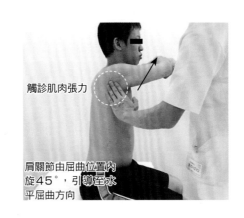

觸診肌肉張力

肩關節由屈曲位置內旋45°，引導至水平屈曲方向

圖 5-27　三角肌後纖維的壓痛好發部位與評估

三角肌的壓痛常見於三角肌粗隆附近，後纖維的壓痛並不多見。
評估後纖維時，由肩關節屈曲位置內旋45°左右，接著，引導至水平屈曲方向使肌肉緊繃，更容易確認壓痛部位。

肌肉造成的攣縮

評估時，採取坐姿。

前纖維伸展測試：以肩外展45°、內外旋中間位置作為起始姿勢，固定肩胛骨。接著，將上臂往後收拉，若後拉伸展的角度不到20°，應懷疑前纖維伸展性降低（圖5-28a）。

中纖維前半部位伸展測試：以肩關節伸展20°、內外旋中間位置作為起始姿勢，固定肩胛骨。接著，將肩關節內收，若內收不到15°，應懷疑中纖維前半部位伸展性降低（圖5-28b）。

中纖維後半部位伸展測試：以肩關節屈曲20°、內外旋中間位置作為起始姿勢，固定肩胛骨。接著，將肩關節內收，若內收不到15°，應懷疑中纖維後半部位伸展性降低（圖5-28b）。

後纖維伸展測試：以肩關節屈曲90°、內旋45°位作為起始姿勢，固定肩胛骨。接著，將肩關節水平屈曲，若水平屈曲不到20°，應懷疑後纖維伸展性降低。（圖5-28c）。

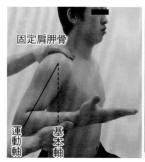 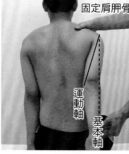 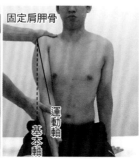 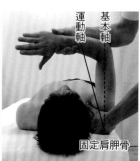

a：前纖維　　　　　　　　　　　b：中纖維　　　　　　　　　　　c：後纖維

圖 5-28　**三角肌的伸展測試**

a：前纖維：以肩外展45°、內外旋中間位置作為起始姿勢，固定肩胛骨。接著，將上臂往後收拉，若後拉伸展角度不到20°，應懷疑前纖維伸展性降低。

b：中纖維前半部：以肩關節伸展20°、內外旋中間位置作為起始姿勢，固定肩胛骨。接著，將肩關節內收，若內收不到15°，應懷疑前半部位伸展性降低。中纖維後半部：以肩關節屈曲20°、內外旋中間位置作為起始姿勢，固定肩胛骨。接著，將肩關節內收，若內收不到15°，應懷疑後半部位伸展性降低。

c：後纖維：以肩關節屈曲90°、內旋45°位作為起始姿勢，固定肩胛骨。接著，將肩關節水平屈曲，若水平屈曲不到20°，應懷疑後纖維伸展性降低。

⑧ 胸大肌

a）胸大肌的功能解剖與臨床特徵

胸大肌由鎖骨部纖維、胸肋部纖維、腹部纖維這三個纖維群組成，依不同姿勢，分別擔負不同功能。這些纖維群在止點前互相交叉，附著在5公分寬的大結節嵴上，呈現四層的構造[20]。

胸大肌於各位置時對肱骨產生的作用如下：

肩下垂位時，鎖骨部纖維負責肱骨向上移位及肩關節屈曲、內收、內旋動作[8]。胸肋部纖維負責肩關節內收、內旋動作。腹部纖維幾乎不具任何功能上的作用（圖5-29a）。

肩外展位時，鎖骨部纖維負責肩關節水平屈曲運動。胸肋部纖維負責肩關節水平屈曲、內收、內旋動作。腹部纖維負責肩關節水平屈曲、內收、內旋動作（圖5-29b）。

肩水平內收位時，鎖骨部纖維負責肩關節水平屈曲運動。胸肋部纖維負責肩關節水平屈曲、伸展、內旋動作。腹部纖維負責肩關節水平屈曲、伸展、內旋動作[1]（圖5-29c）。

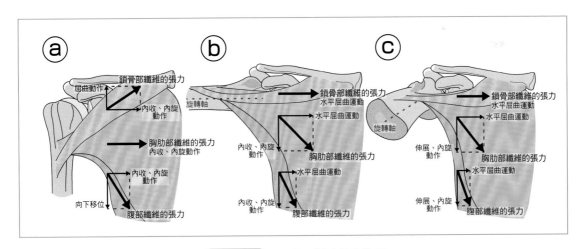

（圖 5-29） **胸大肌對肱骨的作用**

a：肩下垂位時，胸大肌的作用
b：肩外展位時，胸大肌的作用
c：肩水平內收位時，胸大肌的作用

肌肉造成的變縮

　　胸大肌的壓痛常見於軀幹連向上臂的部分（各纖維集中收束的部位）（圖
5-30）。評估鎖骨部纖維時，由肩關節輕微外展位將上臂往後收拉（圖
5-30a），胸肋部纖維則由肩外展位，引導至水平伸展方向使肌肉伸展（圖
5-30b），更容易觸診。

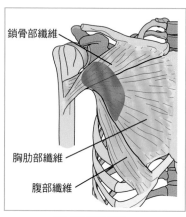

■壓痛好發部位

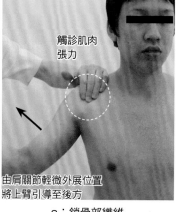

觸診肌肉張力

由肩關節輕微外展位置將上臂引導至後方

a：鎖骨部纖維

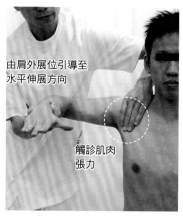

由肩外展位引導至水平伸展方向

觸診肌肉張力

b：胸肋部纖維

圖 5-30　胸大肌的壓痛好發部位與評估

胸大肌的壓痛常見於各纖維收束的部位，也在肩關節前側附近。肌肉會同時增加硬度，相
當明顯。
a：評估鎖骨部纖維的壓痛時，從肩關節輕微外展位，將上臂引導至後方使肌肉緊繃，更
　容易確認壓痛部位。
b：評估胸肋部纖維的壓痛時，從肩外展位引導至水平伸展方向使肌肉緊繃，更容易確認
　壓痛部位。

c）胸大肌的伸展測試

　　評估時，採取仰臥姿勢，請病患挺胸，以確保胸椎呈伸展位置，並固定胸
廓。不可過度屈曲頸椎。

　　鎖骨部纖維伸展測試：以肩外展40°、內外旋中間位置作為起始姿勢。接
著，將上臂往後收拉，若後拉伸展角度不到20°，應懷疑鎖骨部纖維伸展性降
低（圖5-31a）。

　　胸肋部纖維伸展測試：以肩外展90°、內外旋中間位置作為起始姿勢。接
著，將肩關節水平伸展，若水平伸展不到20°，應懷疑胸肋部纖維伸展性降低
（圖5-31b）。

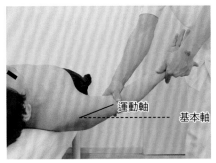
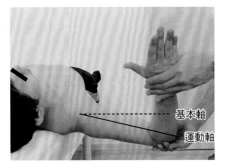

a：鎖骨部纖維   b：胸肋部纖維

圖 5-31   胸大肌的伸展測試

a：鎖骨部纖維伸展測試：以肩關節外展40°、內外旋中間位置為起始姿勢。接著，將上臂
   往後收拉，若後拉伸展角度不到20°，應懷疑鎖骨部纖維伸展性降低。

b：胸肋部纖維伸展測試：以肩關節外展90°、內外旋中間位置為起始姿勢。接著，將肩關
   節水平伸展，若水平伸展不到20°，應懷疑胸肋部纖維伸展性降低。

⑨ 肱二頭肌

a）肱二頭肌的功能解剖與臨床特徵

肱二頭肌長頭起源於肩胛骨盂上結節至關節唇上緣[3]。關節唇上緣與關節軟
骨之間並不密合，關節盂周圍與關節唇上緣之間是游離的[23]。同時，肱二頭肌
長頭腱與關節唇上緣的連接處具有可動性，有助於盂肱關節的穩定[24]。因此，
受到肱二頭肌長頭腱的張力，使關節唇上緣上提、包覆肱骨頭，牽制肱骨頭的
上移[25]。此外，Itoi 等[26][27]使用屍體的研究也指出，在肩關節外展90°、外旋
90°位，給予肱二頭肌長頭張力，確實能限制肱骨頭的向前移位。

肱二頭肌短頭與喙肱肌形成共同肌腱，附著於喙突。

肱二頭肌於各姿勢時，對肱骨產生的作用大致相同。

肩下垂位時，負責肩關節屈曲運動（圖5-32a）。

肩外展位時，負責肩關節水平屈曲運動（圖5-32b）。

肩水平內收位時，整體肱二頭肌鬆弛，並無特別的作用（圖5-32c）。

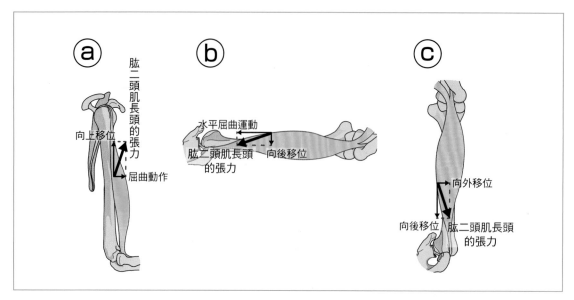

圖 5-32 　肱二頭肌長頭對肱骨的作用

a：肩下垂位時，肱二頭肌長頭的作用
b：肩外展位時，肱二頭肌長頭的作用
c：肩水平內收位時，肱二頭肌長頭的作用

b）肱二頭肌的壓痛好發部位與評估

　　壓痛部位相較於肌腹，更常見於肌腱的部分。

　　肱二頭肌長頭的壓痛，常見於結節間溝的位置，以及再往近端之肱骨頭的部分（圖5-33a）。在肱骨頭的長頭肌腱，是由滑車系統（pulley system）（P22）包圍，必須注意的是，該部位的壓痛不僅是長頭肌腱的問題，也可能包含周圍的組織。

　　肱二頭肌短頭的壓痛，常見於與喙肱肌的共同肌腱部位，其中，位於喙突上的附著處為重要的壓痛點（圖5-33b）。

肌肉造成的攣縮

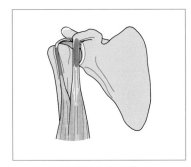

■ 壓痛好發部位

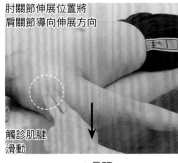

肘關節伸展位置將
肩關節導向伸展方向

觸診肌腱
滑動

a：長頭

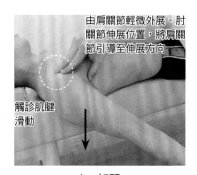

由肩關節輕微外展、肘
關節伸展位置，將肩關
節引導至伸展方向

觸診肌腱
滑動

b：短頭

圖 5-33　肱二頭肌的壓痛好發部位與評估

發生在結節間溝這段的壓痛，可視為長頭肌腱單獨引發的壓痛；但出現在肱骨頭的壓痛，除了長頭肌腱以外，也和其他組織有關，必須小心。短頭的壓痛，常見於喙突上的肌腱附著處。

a：評估長頭的壓痛時，先從肘關節伸展位置，將肩關節引導至伸展方向，並觸診結節間溝的部分。這樣一來，更容易掌握走在頭尾向的肌腱，也能夠確認壓痛。

b：評估短頭的壓痛時，肩關節應處於輕微外展、肘關節伸展位置。接著，將肩關節引導至伸展方向，再觸診喙突的尖端，即可觸摸到共同肌腱。短頭位於較表層，因此可以順利確認到壓痛。

c）肱二頭肌伸展測試

評估時，採取坐姿，固定肩胛骨。

肱二頭肌長頭伸展測試：以肩下垂位、肘關節伸展位置、前臂旋前的位置作為起始位置，並固定肩胛骨。接著，將肩關節伸展。若伸展不到30°，應懷疑長頭伸展性降低（圖5-34a）。

肱二頭肌短頭的伸展測試：以肩關節外展20°、肘關節伸展位置作為起始位置，固定肩胛骨。接著，將上臂往後方收拉，若後拉角度無法達到30°，應懷疑短頭伸展性降低（圖5-34b）。

肌肉造成的攣縮

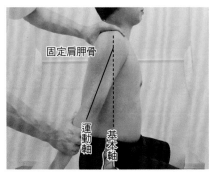
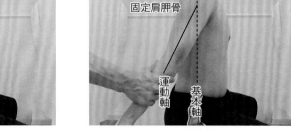

a：長頭   b：短頭

圖 5-34   肱二頭肌的伸展測試

a：長頭伸展測試：以肩下垂、肘關節伸展、前臂旋前位置作為起始位置，固定肩胛骨。接著，將肩關節伸展，若伸展不到30°，應懷疑長頭伸展性降低。

b：短頭伸展測試：以肩外展20°、肘關節伸展位置作為起始位置，固定肩胛骨。接著，將上臂往後收拉，若後拉角度不到30°，應懷疑短頭伸展性降低。

⑩ 喙肱肌

a）喙肱肌的功能解剖與臨床特徵

喙肱肌與肩胛下肌之間有喙突下滑液囊，負責減輕兩者之間的摩擦[28]。

患者主訴肩關節前方部位疼痛的時候，需考慮喙突下滑液囊炎的可能性。肩關節處於伸展位置或肩外展90°時，構造上會使喙肱肌從前方壓住肩胛下肌，這樣能給予肱骨頭更多的穩定度（圖5-35）。

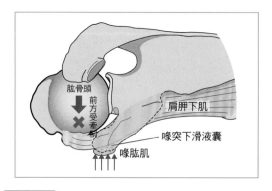

圖 5-35   喙肱肌的牽制效果：肱骨頭的前方移位

肩伸展或外展90°時，會增加喙肱肌的張力，使喙肱肌從前方牽制肩胛下肌。在此作用之下，肩胛下肌的張力也同時增強。也就是說，喙肱肌間接牽制了肱骨頭向前移位。

肌肉造成的攣縮

喙肱肌於各位置時對肱骨產生的作用如下：

肩下垂位時，負責肩關節屈曲（圖5-36a）。

肩外展位時，負責水平屈曲（圖5-36b）。

肩水平內收位時，整體喙肱肌鬆弛，微幅作用於肩關節水平屈曲運動（圖5-36c）。

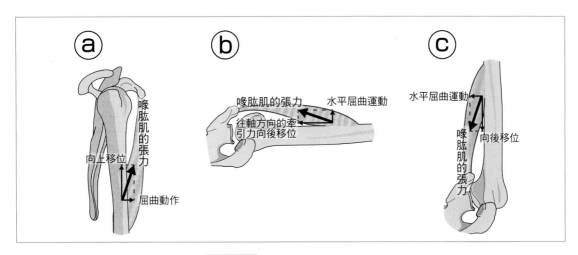

圖5-36　喙肱肌對肱骨的作用

a：肩下垂位時，喙肱肌的作用
b：肩外展位時，喙肱肌的作用
c：肩水平內收位時，喙肱肌的作用

b）喙肱肌的壓痛好發部位與評估

喙肱肌的壓痛，常見於喙突上的肌腱附著處，以及肌皮神經穿過的肌腹中央一帶（圖5-37）[29]。

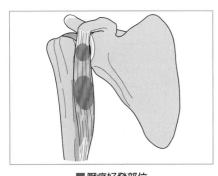

■壓痛好發部位

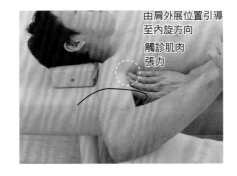

圖5-37　喙肱肌的壓痛好發部位與評估

喙肱肌的壓痛常見於喙突上的肌腱附著處、肌皮神經通過肌腹中央一帶。喙突下方的壓痛也算常見。

評估喙肱肌的壓痛時，先觸診喙肱肌與肱二頭肌短頭的共同肌腱內側，並維持肩外展位置。

接著，引導肩關節至內旋方向，使喙肱肌緊繃，更容易確認壓痛部位。

肌肉造成的攣縮

119

評估時，採取仰臥姿勢，固定肩胛骨。

喙肱肌的伸展測試：以肩外展80°、內旋45°作為起始位置，固定肩胛骨。接著，將肩關節水平伸展。若水平伸展不到30°，應懷疑喙肱肌伸展性降低（圖5-38）。

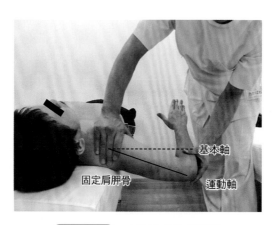

基本軸

固定肩胛骨　　　　運動軸

圖 5-38　　**喙肱肌的伸展測試**

喙肱肌伸展測試：以肩外展80°、內旋45°作為起始位置，固定肩胛骨。接著，將肩關節水平伸展。若水平伸展不到30°，應懷疑喙肱肌伸展性降低。

⑪ 肱三頭肌長頭

a）肱三頭肌長頭的功能解剖與臨床特徵

如果投手肩在肩關節後方部位併發疼痛，其原因之一是廣為人知的Bennett病變（盂下結節附近的骨刺）。Bennett病變基本上是由於後下方軟組織僵硬所引發。杉本指出，骨刺往遠端方向生長時[30]，肱三頭肌長頭腱的牽引力可能會受到影響。

此外，肱三頭肌長頭若是縮短，當肩關節上提時，會形成將肱骨頭向上移位的力道（圖5-39）。

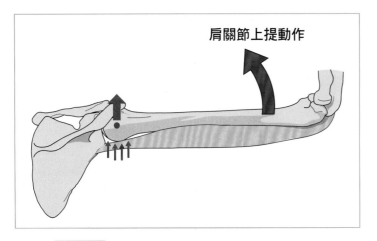

圖 5-39　肱三頭肌長頭的縮短與肱骨頭向上移位

肱三頭肌長頭縮短的時候，肌肉張力會隨著肩關節上提而增加，
因此產生一股力量，造成肱骨頭向上移位。

肱三頭肌長頭在各位置對肱骨的作用如下：

肩下垂位時，負責肩關節伸展（圖 5-40a）。

肩外展位時，負責肩關節的輕微內收（圖 5-40b）。

肩水平內收位時，負責肩關節伸展（圖 5-40c）。

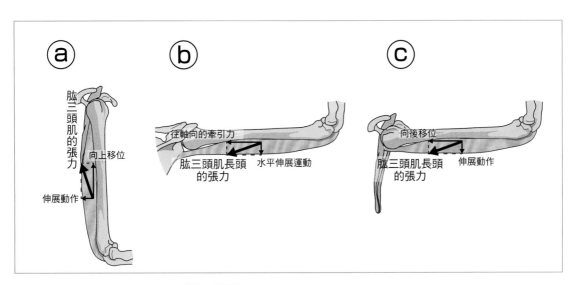

圖 5-40　肱三頭肌長頭對肱骨的作用

　　a：肩下垂位時，肱三頭肌長頭的作用
　　b：肩外展位時，肱三頭肌長頭的作用
　　c：肩水平內收位時，肱三頭肌長頭的作用

肌肉造成的攣縮

肱三頭肌的壓痛，常見於盂下結節的附著處，以此為中心，周圍往長頭近端的部分也容易出現壓痛。如果是盂下結節附著處附近有發生肌肉拉傷的投手肩[30]，該部位的壓痛會特別顯著（圖5-41）。

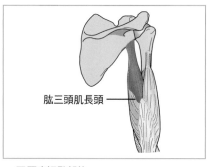

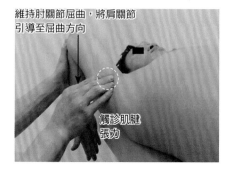

■壓痛好發部位

圖 5-41 **肱三頭肌長頭的壓痛好發部位與評估**

肱三頭肌長頭的壓痛，常出現在盂下結節附著處，以及肌肉近端部位。
評估肱三頭肌長頭的壓痛時，先觸診盂下結節，維持肘關節屈曲位；接著，肩關節引導至屈曲方向，凸顯出肌腱輪廓，更容易確認壓痛部位。

c）肱三頭肌伸展測試

評估時，採取仰臥姿勢，固定肩胛骨。

肱三頭肌伸展測試：以肩下垂位、肘關節最大屈曲位置作為起始位置，固定肩胛骨。接著，將肩關節屈曲。若屈曲不到80°，應懷疑肱三頭肌長頭的伸展性降低（圖5-42）。

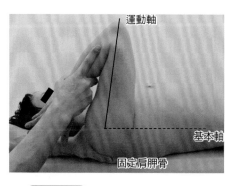

圖 5-42 **肱三頭肌的伸展測試**

肱三頭肌伸展測試：以肩下垂、肘關節最大屈曲位置，作為起始位置。接著，將肩關節屈曲。若屈曲不到80°，應懷疑肱三頭肌伸展性降低。

3. 面對肌肉造成的攣縮可施行的運動治療

面對肌肉所造成的攣縮，可施行的運動治療有兩大類：i）透過放鬆法（relaxation）來減輕攣縮肌肉的張力；以及ii）透過伸展法（stretching）讓縮短的肌肉得到伸展性[31]。但這兩種操作，技術能力十分重要，技術的好壞將決定治療成效。肌肉本身只能夠伸長或縮短，因此在操作時，必須確實了解肌纖維的走向。以下將說明放鬆法和伸展法的具體邏輯與做法。

放鬆法：放鬆，就是消除攣縮肌的緊繃。進行放鬆法後，還要透過實際觸診，以確認肌肉緊繃與壓痛是否有改善，這點在臨床上極為重要。

具體的做法如下，首先，將該肌肉的起點到止點之間的距離拉開，使肌肉處於被動伸展狀態。接著，肌肉在伸展位置，沿著該肌肉的運動方向，在可動範圍內以大約5～10％強度，進行協助性自主運動。有節律地重複整組動作，並確認肌肉緊繃與壓痛是否獲得改善。此時，溫和且穩定地引導肌肉收縮，與動作同步，可讓放鬆法達到更好的效果。此外，透過觸診確認肌肉伸展與收縮，能讓此操作更加確實。

伸展法：伸展，指的是恢復肌肉長度。透過伸展法，讓肌肉確實地伸展，進而改善可動範圍，這在臨床上也很重要。

具體的做法是，先將該肌肉的起點與止點之間的距離拉開，使肌肉處於被動伸展。接著，維持在伸展位置，對該肌肉進行約10～20％強度的等長收縮運動，對肌肉肌腱交接處給予伸展刺激。之後改為協助性自主運動，在該肌肉的可動範圍內引導肌肉收縮。有節律地重複整組動作，確認可動範圍是否獲得改善。此外，透過觸診確認肌肉的伸展與收縮，能讓操作更加確實。

雖然伸展法與放鬆法兩者手法相當類似，但伸展法的特徵是透過等長收縮運動，給予肌肉伸展刺激。透過伸展刺激，讓肌肉肌腱交接處的Ib傳入纖維興奮，參與收縮的肌肉的 α 運動神經受到抑制，肌肉更容易獲得伸展性。在臨床上，若能將這兩種手法運用在正確狀況，便能改善症狀。

① 棘上肌

治療時，採取仰臥姿勢。透過壓痛與肌肉張力的評估，掌握肌肉的痙攣狀況。將患者上肢置於治療者的大腿上，一手觸診棘上肌的張力，另一手輕輕扶著前臂，作為治療的起始位置。

棘上肌前纖維的放鬆法：使肩關節被動地輕度外旋，並在肩胛骨面上被動內收，此時觸診肌肉可確認到棘上肌前纖維的伸展情況。接著，以協助性自主運動的方式（約5～10%強度），進行肩關節內旋與肩胛骨面上的外展，此時觸診肌肉可確認到前纖維的收縮情況。在該肌肉的可動範圍內引導動作，並使肌肉在動作時同步收縮，可讓放鬆法達到更好的效果。有節律地反覆整組動作，直到肌肉的緊繃與壓痛改善（圖5-43）。

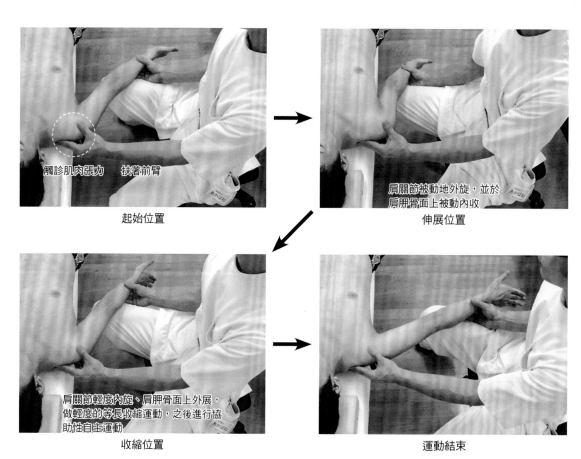

觸診肌肉張力　　扶著前臂

起始位置

肩關節被動地外旋，並於肩胛骨面上被動內收

伸展位置

肩關節輕度內旋、肩胛骨面上外展，做輕度的等長收縮運動，之後進行協助性自主運動

收縮位置

運動結束

圖 5-43　棘上肌前纖維的放鬆法

有節律地重複整組動作，直到肌肉的緊繃與壓痛改善。

肌肉造成的攣縮

棘上肌後纖維的放鬆法：使肩關節被動地輕度內旋、肩胛骨面上被動內收，此時觸診肌肉可確認到棘上肌後纖維的伸展情況。接著，以協助性自主運動的方式（約5～10％強度），進行肩關節外旋與肩胛骨面上的外展，此時觸診肌肉可確認到後纖維的收縮情況。在該肌肉的可動範圍內引導動作，並使肌肉在動作時同步收縮，可讓放鬆法達到更好的效果。有節律地重複整組動作，直到肌肉的緊繃與壓痛改善。（圖5-44）。

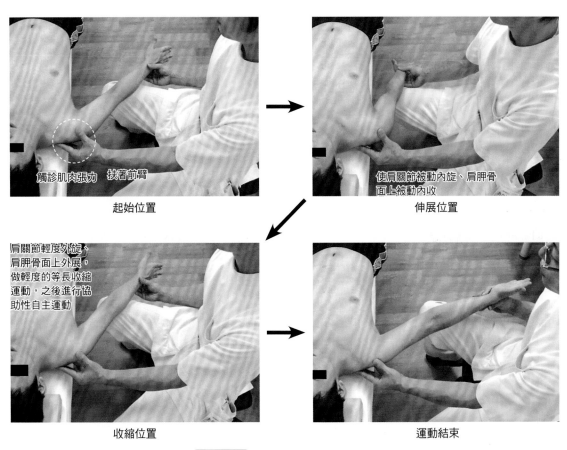

起始位置

觸診肌肉張力　扶著前臂

伸展位置

使肩關節被動內旋、肩胛骨面上被動內收

肩關節輕度外旋、肩胛骨面上外展，做輕度的等長收縮運動，之後進行協助性自主運動

收縮位置

運動結束

圖 5-44　棘上肌後纖維的放鬆法

有節律地反覆整組的動作，直到肌肉的緊繃與壓痛改善。

肌肉造成的攣縮

治療時，採取仰臥姿勢。將肌肉引導至伸展位置，確認肌肉縮短的情況。治療者用一手觸診棘上肌的張力，另一手扶著前臂，作為起始位置。

棘上肌前纖維的伸展法：使肩關節從輕度外旋位置，在肩胛骨面上被動地內收。操作時，一邊觸摸肌肉，以確認前纖維在伸展時伴隨的緊繃。維持稍微伸展的位置，進行肩關節內旋方向與肩胛骨面上外展方向的等長收縮（約10～20％強度），對肌肉肌腱交接處給予伸展刺激。之後改為協助性自主運動，在該肌肉的可動範圍內引導肌肉收縮，可讓伸展法達到更好的效果。有節律地重複整組動作，直到肌肉得以伸展（圖5-45）。

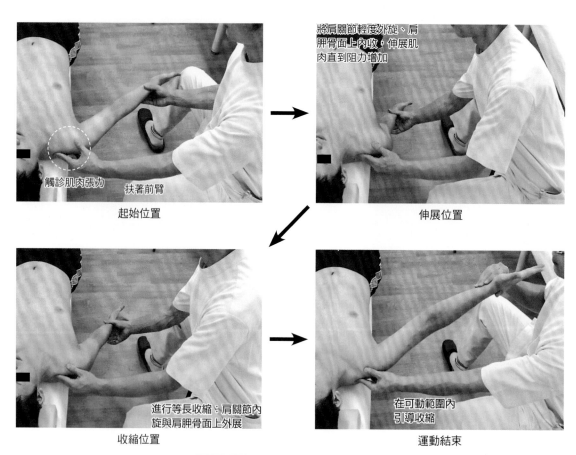

起始位置

觸診肌肉張力　　扶著前臂

將肩關節輕度外旋、肩胛骨面上內收，伸展肌肉直到阻力增加

伸展位置

進行等長收縮：肩關節內旋與肩胛骨面上外展

收縮位置

在可動範圍內引導收縮

運動結束

圖 5-45　棘上肌前纖維的伸展法

有節律地重複整組動作，直到肌肉得以伸展。

肌肉造成的攣縮

棘上肌後纖維的伸展法：使肩關節被動地從輕度內旋位置，加入肩胛骨面上內收。操作時，一邊觸摸肌肉，以確認後纖維在伸展時伴隨的緊繃。維持稍微伸展的位置，進行肩關節外旋方向與肩胛骨面上外展方向的等長收縮（約10～20％強度），對肌肉肌腱交接處給予伸展刺激。之後改為協助性自主運動，在該肌肉的可動範圍內引導收縮，可讓伸展法達到更好的效果。有節律地重複整組動作，直到肌肉得以伸展（圖5-46）。

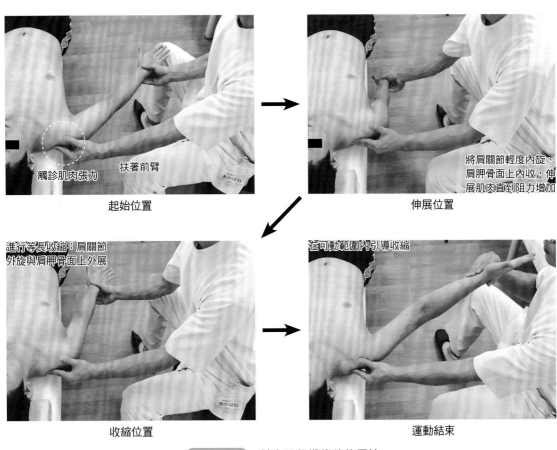

觸診肌肉張力　　扶著前臂

起始位置

將肩關節輕度內旋、肩胛骨面上內收，伸展肌肉直到阻力增加

伸展位置

進行等長收縮：肩關節外旋與肩胛骨面上外展

收縮位置

在可動範圍內引導收縮

運動結束

圖 5-46　**棘上肌後纖維的伸展法**

有節律地重複整組動作，直到肌肉得以伸展。

肌肉造成的攣縮

②棘下肌

a）放鬆法

　　治療時，採取仰臥姿勢。評估壓痛與肌肉張力，掌握肌肉痙攣的狀況。將患者上肢置於治療者的大腿上，一手觸診棘下肌的張力，另一手輕輕扶著前臂，作為治療的起始位置。

　　棘下肌上纖維的放鬆法：使肩關節被動地輕度伸展、內收、內旋，此時觸診肌肉可確認到棘下肌上纖維的伸展情況。接著，以協助性自主運動的方式（約5～10％強度），進行肩關節屈曲、外展、外旋，此時觸診肌肉可確認到棘下肌上纖維的收縮情況。在該肌肉的可動範圍內引導動作，並使肌肉在動作時同步收縮，可讓放鬆法達到更好的效果。有節律地重複整組動作，直到肌肉的緊繃與壓痛改善（圖5-47）。

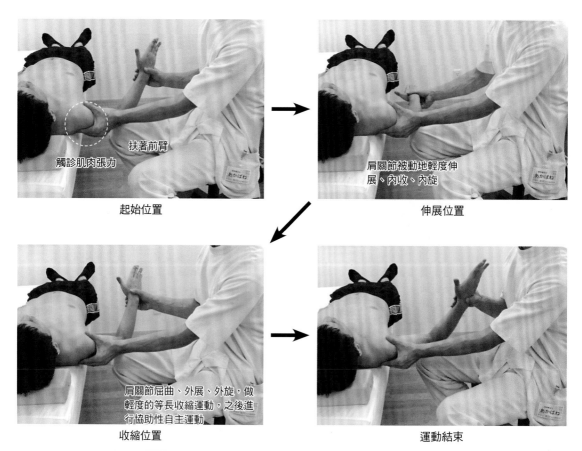

起始位置　　　　　　　　　　　　　　　　　伸展位置

收縮位置　　　　　　　　　　　　　　　　　運動結束

圖 5-47　棘下肌上纖維的放鬆法

有節律地重複整組動作，直到肌肉的緊繃與壓痛改善。

棘下肌下纖維的放鬆法：使肩關節被動地屈曲、外展、內旋，此時觸診肌肉可確認到棘下肌下纖維的伸展情況。接著，以協助性自主運動的方式（約5～10％強度），進行肩關節伸展、內收、外旋，此時觸診肌肉可確認到棘下肌下纖維收縮時伴隨的緊繃。在該肌肉的可動範圍內引導動作，並使肌肉在動作時同步收縮，可讓放鬆法達到更好的效果。有節律地重複整組動作，直到肌肉的緊繃與壓痛改善（圖5-48）。

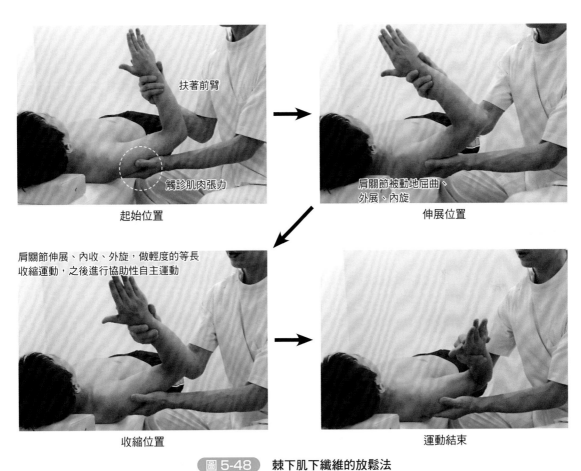

扶著前臂

觸診肌肉張力

起始位置

肩關節被動地屈曲、外展、內旋

伸展位置

肩關節伸展、內收、外旋，做輕度的等長收縮運動，之後進行協助性自主運動

收縮位置

運動結束

圖 5-48　棘下肌下纖維的放鬆法

有節律地重複整組動作，直到肌肉的緊繃與壓痛改善。

肌肉造成的攣縮

129

b）伸展法

　　治療時，採取仰臥姿勢。將肌肉引導至伸展位置，確認肌肉縮短的情況。治療者用一手觸診棘下肌的張力，另一手扶著前臂，作為起始位置。

　　棘下肌上纖維的伸展法：使肩關節被動地伸展、內收、內旋。操作時，一邊觸摸肌肉，以確認上纖維在伸展時伴隨的緊繃。維持稍微伸展的位置，進行肩關節屈曲、外展、外旋方向的等長收縮（約10～20％強度），對肌肉肌腱交接處給予伸展刺激。之後改為協助性自主運動，在該肌肉的可動範圍內引導收縮，可讓伸展法達到更好的效果。有節律地重複整組動作，直到肌肉得以伸展（圖5-49）。

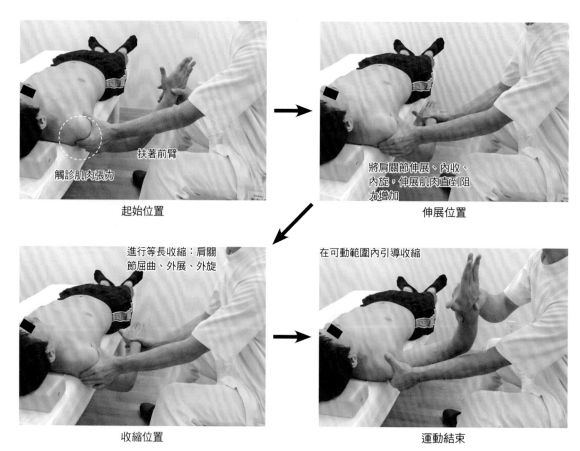

觸診肌肉張力　扶著前臂

起始位置

將肩關節伸展、內收、內旋，伸展肌肉直到阻力增加

伸展位置

進行等長收縮：肩關節屈曲、外展、外旋

收縮位置

在可動範圍內引導收縮

運動結束

圖 5-49　棘上肌上纖維的伸展法

有節律地重複整組動作，直到肌肉得以伸展。

肌肉造成的攣縮

棘下肌下纖維的伸展法：使肩關節被動地屈曲、外展、內旋。操作時，一邊觸摸肌肉，以確認下纖維在伸展時伴隨的緊繃。從稍微伸展的位置開始，進行肩關節伸展、內收、外旋方向的等長收縮（約10～20％強度），對肌肉肌腱交接處給予伸展刺激。之後改為協助性自主運動，在該肌肉的可動範圍內引導收縮，可讓伸展法達到更好的效果。有節律地重複整組動作，直到肌肉得以伸展（圖5-50）。

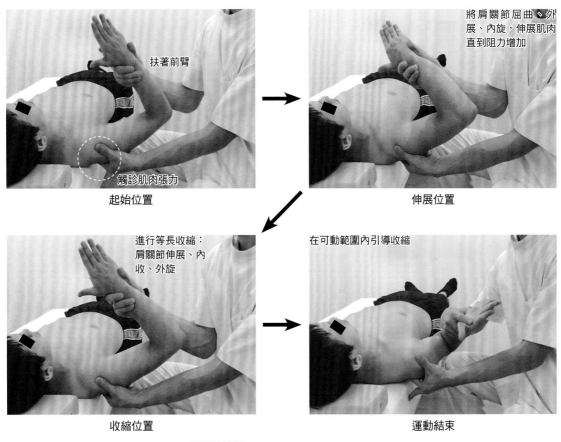

圖5-50　棘下肌下纖維的伸展法
有節律地重複整組動作，直到肌肉得以伸展。

③小圓肌

a）放鬆法

治療時，採取仰臥姿勢。評估壓痛與肌肉張力，掌握肌肉痙攣的狀況。治療者扶著患者上臂，用一手觸診小圓肌的張力，另一手輕輕扶著前臂，作為治療的起始位置。

小圓肌的放鬆法：使肩關節被動地屈曲、內旋，此時觸診肌肉可確認到小圓肌的伸展情況。接著，以協助性自主運動的方式（約5～10％強度）進行肩關節伸展、外旋，此時觸診肌肉可確認到小圓肌的收縮情況。在該肌肉的可動範圍內引導動作，並使肌肉在動作時同步收縮，可讓放鬆法達到更好的效果。有節律地重複整組動作，直到肌肉緊繃與壓痛改善（圖5-51）。

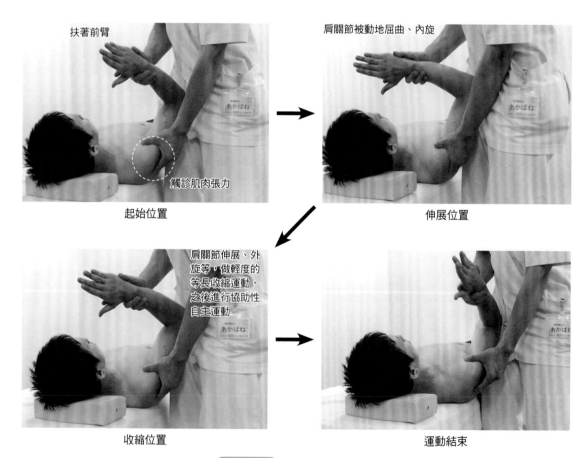

圖 5-51 **小圓肌的放鬆法**

有節律地重複整組動作，直到肌肉的緊繃與壓痛改善。

（圖內標註）
扶著前臂
觸診肌肉張力
起始位置

肩關節被動地屈曲、內旋
伸展位置

肩關節伸展、外旋等，做輕度的等長收縮運動，之後進行協助性自主運動
收縮位置

運動結束

肌肉造成的攣縮

治療時，採取仰臥姿勢。將肌肉引導至伸展位置，確認肌肉縮短的情況。治療者用一手觸診小圓肌的張力，另一手扶著前臂，作為起始位置。

小圓肌的伸展法：使肩關節被動地屈曲、內旋。操作時，一邊觸摸肌肉，以確認小圓肌在伸展時伴隨的緊繃。從稍微伸展的位置開始，進行肩關節伸展、外旋方向的等長收縮（約10～20％強度），對肌肉肌腱交接處給予伸展刺激。之後改為協助性自主運動，在該肌肉的可動範圍內引導收縮，可讓伸展法達到更好的效果。有節律地重複整組動作，直到肌肉得以伸展（圖5-52）。

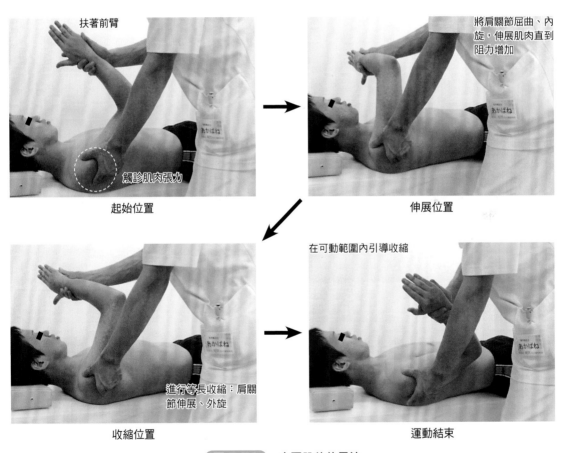

扶著前臂

觸診肌肉張力

起始位置

將肩關節屈曲、內旋，伸展肌肉直到阻力增加

伸展位置

在可動範圍內引導收縮

進行等長收縮：肩關節伸展、外旋

收縮位置

運動結束

圖 5-52　小圓肌的伸展法

有節律地重複整組動作，直到肌肉得以伸展。

肌肉造成的攣縮

④ 肩胛下肌

a）放鬆法

治療時，採取仰臥姿勢。評估壓痛與肌肉張力，掌握肌肉痙攣的狀況。將患者上肢置於治療者大腿上，用一手觸摸肩胛下肌的張力，另一手輕輕扶著前臂，作為治療的起始位置。

肩胛下肌上纖維的放鬆法：使肩關節從輕度伸展位置，被動地內收、外旋，此時觸診肌肉可確認到棘上纖維的伸展情況。接著，以協助性自主運動的方式（約5～10％強度），進行肩關節屈曲、外展、內旋，此時觸診肌肉可確認到肩胛下肌上纖維的收縮情況。在該肌肉的可動範圍內引導動作，並使肌肉在動作時同步收縮，可讓放鬆法達到更好的效果。有節律地重複整組動作，確認肌肉緊繃與壓痛是否改善（圖**5-53**）。

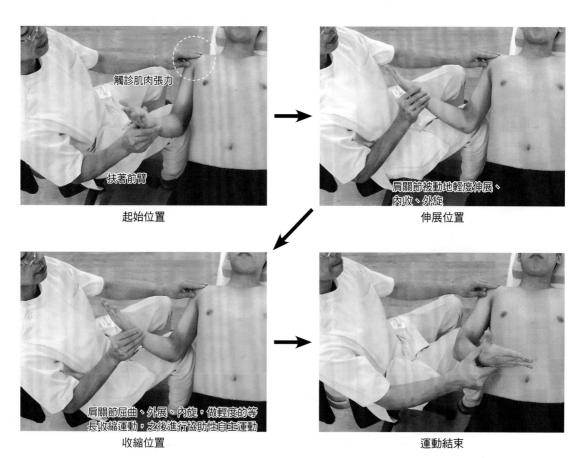

觸診肌肉張力

扶著前臂

起始位置

肩關節被動地輕度伸展、內收、外旋

伸展位置

肩關節屈曲、外展、內旋，做輕度的等長收縮運動，之後進行協助性自主運動

收縮位置

運動結束

圖 5-53　肩胛下肌上纖維的放鬆法
有節律地重複整組動作，直到肌肉的緊繃與壓痛改善。

肌肉造成的攣縮

肩胛下肌下纖維的放鬆法：使肩關節被動地外展、外旋，此時觸診肌肉可確認到棘下纖維的伸展情況。接著，以協助性自主運動的方式（約5～10％強度）進行肩關節內收、內旋，此時觸診肌肉可確認到下纖維的收縮情形。在該肌肉的可動範圍內引導動作，並使肌肉在動作時同步收縮，可讓放鬆法達到更好的效果。有節律地重複整組動作，直到肌肉的緊繃與壓痛改善（圖5-54）。

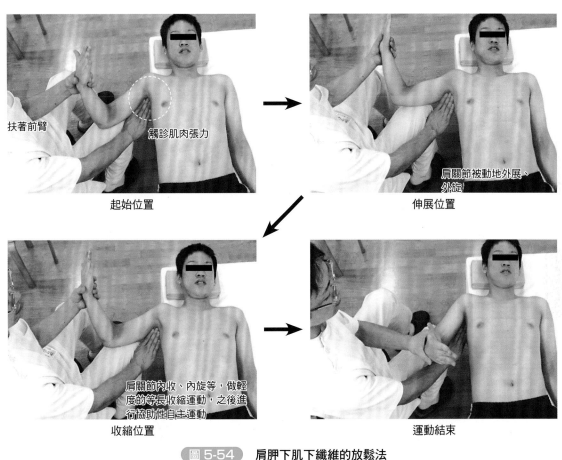

扶著前臂

觸診肌肉張力

起始位置

肩關節被動地外展、外旋

伸展位置

肩關節內收、內旋等，做輕度的等長收縮運動，之後進行協助性自主運動

收縮位置

運動結束

圖 5-54　肩胛下肌下纖維的放鬆法
有節律地重複整組動作，直到肌肉的緊繃與壓痛改善。

肌肉造成的攣縮

　　治療時，採取仰臥姿勢。將肌肉引導至伸展位置，確認肌肉縮短的情況。治療者用一手觸診肩胛下肌的張力，另一手扶著前臂，作為起始位置。

　　肩胛下肌上纖維的伸展法：使肩關節從輕度伸展位置，被動地內收、外旋。操作時，一邊觸摸肌肉，以確認上纖維在伸展時伴隨的緊繃。從稍微伸展的位置開始，進行肩關節屈曲、外展、內旋方向的等長收縮（約10～20％強度），對肌肉肌腱交接處給予伸展刺激。之後改為協助性自主運動，在該肌肉的可動範圍內引導收縮，可讓伸展法達到更好的效果。有節律地重複整組動作，直到肌肉得以伸展（圖5-55）。

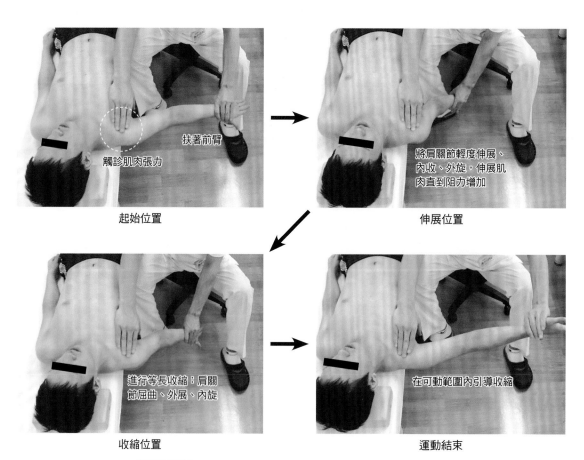

起始位置

伸展位置

收縮位置

運動結束

圖 5-55 **肩胛下肌上纖維的伸展法**

有節律地重複整組動作，直到肌肉得以伸展。

肩胛下肌下纖維的伸展法：使肩關節被動地外展、外旋。操作時，一邊觸摸肌肉以確認下纖維在伸展時伴隨的緊繃。從稍微伸展的位置開始，進行肩關節內收、內旋方向的等長收縮（約10～20％強度），對肌肉肌腱交接處給予伸展刺激。之後改為協助性自主運動，在該肌肉的可動範圍內引導收縮，可讓伸展法達到更好的效果。有節律地重複整組動作，直到肌肉得以伸展（圖5-56）。

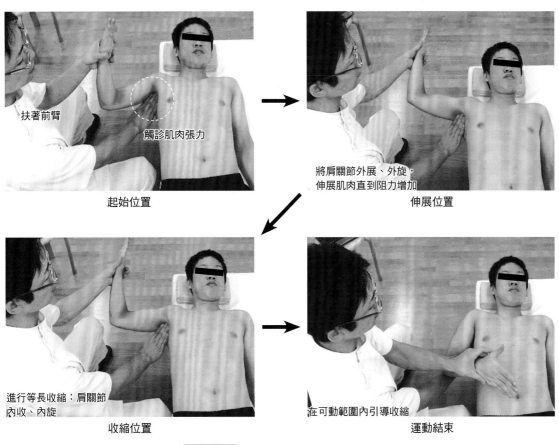

扶著前臂

觸診肌肉張力

起始位置

將肩關節外展、外旋，伸展肌肉直到阻力增加

伸展位置

進行等長收縮：肩關節內收、內旋

收縮位置

在可動範圍內引導收縮

運動結束

圖 5-56　肩胛下肌下纖維的伸展法

有節律地重複整組動作，直到肌肉得以伸展。

⑤大圓肌

a）放鬆法

治療時，採取仰臥姿勢。評估壓痛與肌肉張力，掌握肌肉痙攣的狀況。治療者一手觸診大圓肌的張力，另一手輕輕扶著患者上臂，作為起始位置。

大圓肌的放鬆法：使肩關節被動地屈曲、外旋，此時觸診肌肉可確認到大圓肌的伸展情況。接著，以協助性自主運動的方式（約5～10%強度），進行肩關節伸展、內旋，此時觸診肌肉可確認到大圓肌的收縮情況。在肌肉的可動範圍內引導動作，並使肌肉在動作時同步收縮，可讓放鬆法達到更好的效果。有節律地重複整組動作，直到肌肉緊繃與壓痛改善（圖5-57）。

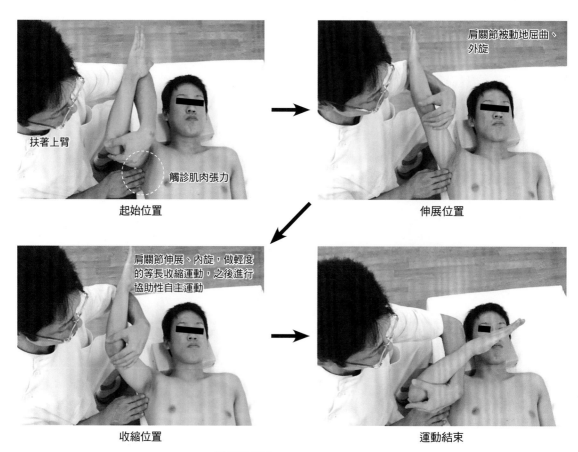

圖 5-57　大圓肌的放鬆法

有節律地重複整組動作，直到肌肉的緊繃與壓痛改善。

肌肉造成的攣縮

138

治療時，採取仰臥姿勢。將肌肉引導至伸展位置，確認肌肉縮短的情況。治療者用一手觸診大圓肌的張力，另一手扶著前臂，作為起始位置。

大圓肌的伸展法：使肩關節被動地屈曲、外旋。操作時，一邊觸摸肌肉，以確認大圓肌在伸展時伴隨的緊繃。接著，從此位置進行肩關節伸展、內旋方向的等長收縮（約10～20％強度），對肌肉肌腱交接處給予伸展刺激。之後改為協助性自主運動，在該肌肉的可動範圍內引導收縮，可讓伸展法達到更好的效果。有節律地重複整組動作，直到肌肉得以伸展（圖5-58）。

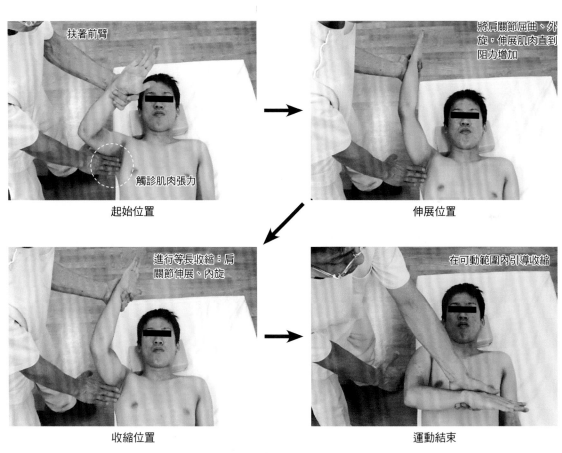

圖 5-58　大圓肌的伸展法

有節律地重複整組動作，直到肌肉得以伸展。

肌肉造成的攣縮

⑥闊背肌

治療時，採取側躺姿勢。評估壓痛與肌肉張力，掌握肌肉痙攣的狀況。治療者一手觸診闊背肌的張力，另一手輕輕扶著患者前臂，作為起始位置。

闊背肌的放鬆法：使肩關節被動地屈曲、外旋，此時觸診肌肉可確認到闊背肌的伸展情況。接著，以協助性自主運動的方式（約5～10％強度），進行肩關節伸展、內旋，此時觸診肌肉可確認到闊背肌的收縮情況。在肌肉的可動範圍內引導動作，並使肌肉在動作時同步收縮，可讓放鬆法達到更好的效果。有節律地重複整組動作，直到肌肉的緊繃與壓痛改善（圖5-59）。

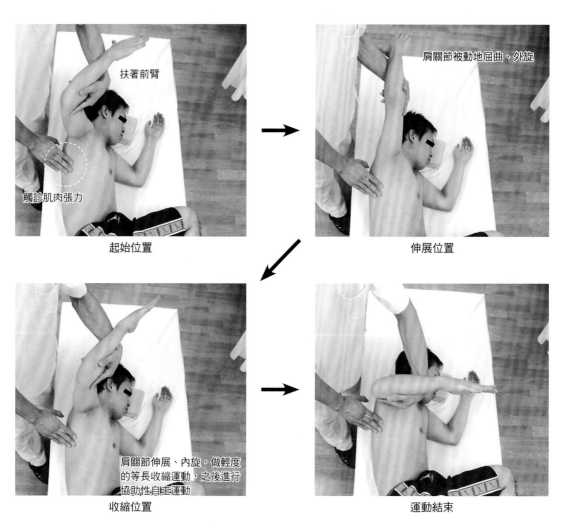

扶著前臂

觸診肌肉張力

起始位置

肩關節被動地屈曲、外旋

伸展位置

肩關節伸展、內旋，做輕度的等長收縮運動，之後進行協助性自主運動

收縮位置

運動結束

圖 5-59　闊背肌的放鬆法

有節律地重複整組動作，直到肌肉的緊繃與壓痛改善。

肌肉造成的攣縮

治療時，採取側躺姿勢。將肌肉引導至伸展位置，確認肌肉縮短的情況。治療者用一手觸診闊背肌的張力，另一手扶著前臂，作為起始位置。

闊背肌的伸展法：使肩關節被動地屈曲、外旋。操作時，一邊觸摸肌肉，以確認闊背肌在伸展時伴隨的緊繃。從稍微伸展的位置開始，進行肩關節伸展、內旋方向的等長收縮（約10～20％強度），對肌肉肌腱交接處給予伸展刺激。之後改為協助性自主運動，在該肌肉的可動範圍內引導收縮，可讓伸展法達到更好的效果。有節律地重複整組動作，直到肌肉得以伸展（圖**5-60**）。

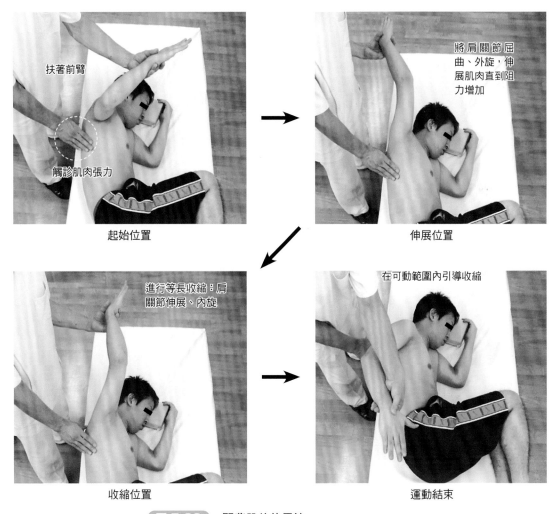

扶著前臂

觸診肌肉張力

起始位置

將肩關節屈曲、外旋，伸展肌肉直到阻力增加

伸展位置

進行等長收縮：肩關節伸展、內旋

收縮位置

在可動範圍內引導收縮

運動結束

圖 **5-60** 　闊背肌的伸展法

有節律地重複整組動作，直到肌肉得以伸展。

肌肉造成的攣縮

⑦三角肌

　　治療時，採取仰臥姿勢。評估壓痛與肌肉張力，掌握肌肉痙攣的狀況。治療者一手觸診三角肌的張力，另一手輕輕扶著患者前臂，作為起始位置。

　　三角肌前纖維的放鬆法：肩關節從輕度外展位置，關節被動地伸展、外旋，此時觸診肌肉可確認到前纖維的伸展情況。接著，以協助性自主運動的方式（約5～10％強度），進行肩關節內收、屈曲、內旋，此時觸診肌肉可確認到三角肌前纖維的收縮情況。在該肌肉的可動範圍內引導動作，並使肌肉在動作時同步收縮，可讓放鬆法達到更好的效果。有節律地重複整組動作，直到肌肉的緊繃與壓痛改善（圖5-61）。

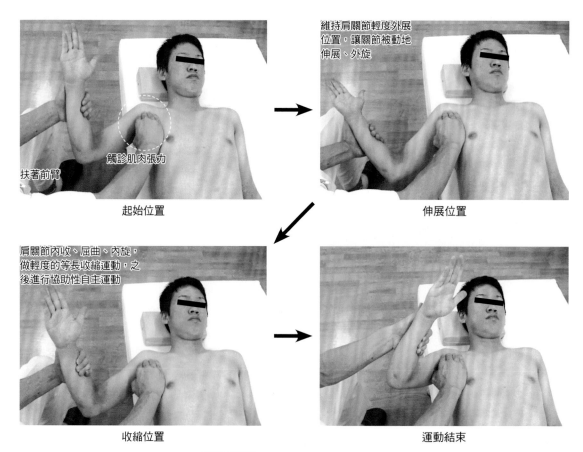

起始位置

伸展位置

收縮位置

運動結束

圖5-61 **三角肌前纖維的放鬆法**

有節律地重複整組動作，直到肌肉的緊繃與壓痛改善。

三角肌中纖維前半部的放鬆法：使肩關節從輕度外展位置，被動地內收，此時觸診肌肉可確認到該部位的伸展情況。接著，以協助性自主運動的方式（約5～10％強度），進行肩關節屈曲、外展，此時觸診肌肉可確認到三角肌中纖維前半部的收縮情況。在該肌肉的可動範圍內引導動作，並使肌肉在動作時同步收縮，可讓放鬆法達到更好的效果。有節律地重複整組動作，直到肌肉的緊繃與壓痛改善（圖5-62）。

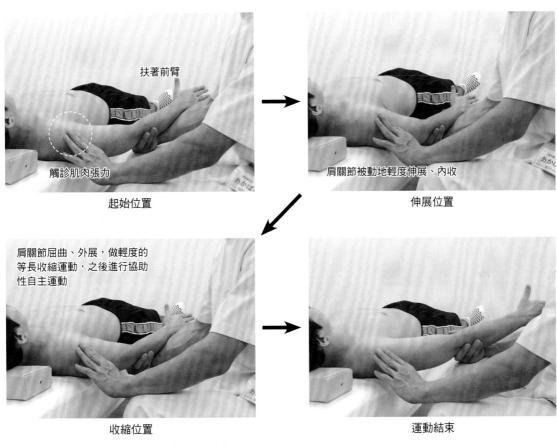

起始位置

扶著前臂

觸診肌肉張力

伸展位置

肩關節被動地輕度伸展、內收

收縮位置

肩關節屈曲、外展，做輕度的等長收縮運動，之後進行協助性自主運動

運動結束

圖 5-62 **三角肌中纖維前半部的放鬆法**

有節律地重複整組動作，直到肌肉的緊繃與壓痛改善。

肌肉造成的攣縮

三角肌中纖維後半部的放鬆法：使肩關節從輕度屈曲位置，被動地內收，此時觸診肌肉可確認到該部位的伸展情況。接著，以協助性自主運動的方式（約5～10％強度），進行肩關節伸展、外展，此時觸診肌肉可確認到三角肌中纖維後半部的收縮情況。在該肌肉的可動範圍內引導動作，並使肌肉在動作時同步收縮，可讓放鬆法達到更好的效果。有節律地重複整組動作，直到肌肉的緊繃與壓痛改善（圖5-63）。

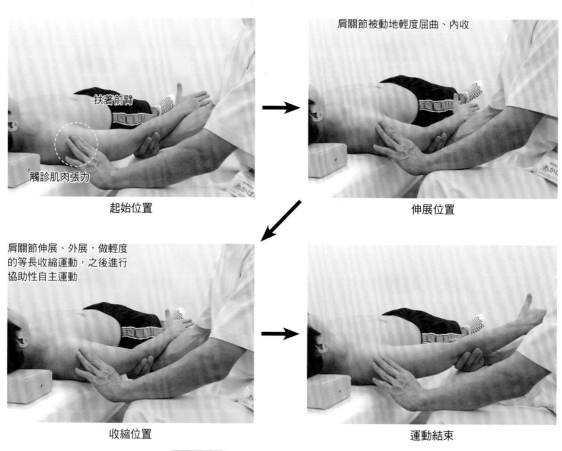

圖 5-63 三角肌中纖維後半部的放鬆法

有節律地重複整組動作，直到肌肉的緊繃與壓痛改善。

三角肌後纖維的放鬆法：使肩關節從90°屈曲位置，被動地偏屈曲的方向水平屈曲，此時觸診肌肉可確認到三角肌後纖維的伸展情況。接著，以協助性自主運動的方式（約5～10％強度）進行肩關節輕度伸展、水平伸展，此時觸診肌肉可確認到三角肌後纖維的收縮情況。在該肌肉的可動範圍內引導動作，並使肌肉在動作時同步收縮，可讓放鬆法達到更好的效果。有節律地重複整組動作，直到肌肉的緊繃與壓痛改善（圖5-64）。

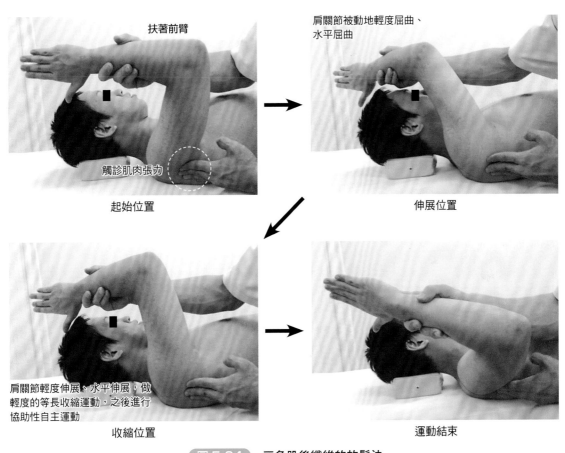

扶著前臂

觸診肌肉張力

起始位置

肩關節被動地輕度屈曲、水平屈曲

伸展位置

肩關節輕度伸展、水平伸展，做輕度的等長收縮運動，之後進行協助性自主運動

收縮位置

運動結束

圖 5-64　三角肌後纖維的放鬆法

有節律地重複整組動作，直到肌肉的緊繃與壓痛改善。

肌肉造成的攣縮

　　治療時，採取仰臥姿勢。將肌肉引導至伸展位置，確認肌肉縮短的情況。治療者用一手觸診三角肌的張力，另一手扶著前臂，作為起始位置。

　　三角肌前纖維的伸展法：使肩關節從輕度伸展位置，被動地伸展、外旋。操作時，一邊觸摸肌肉，以確認三角肌前纖維在伸展時伴隨的緊繃。從稍微伸展的位置開始，進行肩關節屈曲、內收、內旋方向的等長收縮（約10～20％強度），對肌肉肌腱交接處給予伸展刺激。之後改為協助性自主運動，在該肌肉的可動範圍內引導收縮，可讓伸展法達到更好的效果。有節律地重複整組動作，直到肌肉得以伸展（圖5-65）。

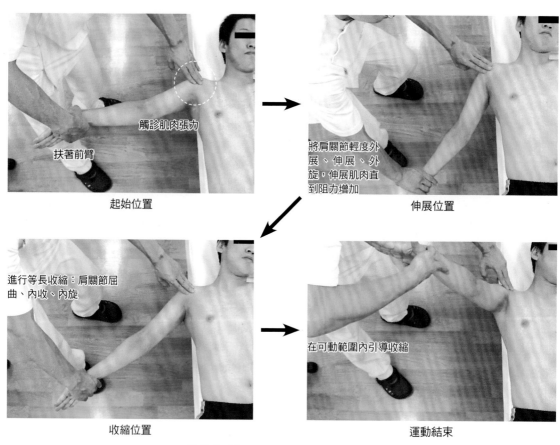

圖 5-65　三角肌前纖維的伸展法
有節律地重複整組動作，直到肌肉得以伸展。

三角肌中纖維前半部的伸展法：使肩關節從輕度伸展位置，被動地內收。操作時，一邊觸摸肌肉，以確認三角肌中纖維前半部在伸展時伴隨的緊繃。從稍微伸展的位置開始，進行肩關節屈曲、外展方向的等長收縮（約10～20％強度），對肌肉肌腱交接處給予伸展刺激。之後改為協助性自主運動，在該肌肉的可動範圍內引導收縮，可讓伸展法達到更好的效果。有節律地重複整組動作，直到肌肉得以伸展（圖5-66）。

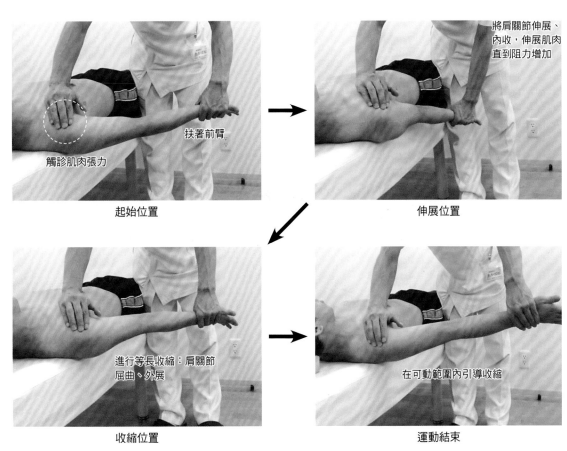

將肩關節伸展、內收，伸展肌肉直到阻力增加

扶著前臂

觸診肌肉張力

起始位置

伸展位置

進行等長收縮：肩關節屈曲、外展

在可動範圍內引導收縮

收縮位置

運動結束

圖 5-66　三角肌中纖維前半部的伸展法

有節律地重複整組動作，直到肌肉得以伸展。

三角肌中纖維後半部的伸展法：使肩關節從輕度屈曲位置，被動地內收。操作時，一邊觸摸肌肉，以確認三角肌中纖維後半部在伸展時伴隨的緊繃。接著，進行肩關節伸展、外展方向的等長收縮（10～20％強度），對肌肉肌腱交接處給予伸展刺激。之後改為協助性自主運動，在該肌肉的可動範圍內引導收縮，可讓伸展法達到更好的效果。有節律地重複整組動作，直到肌肉得以伸展（圖5-67）。

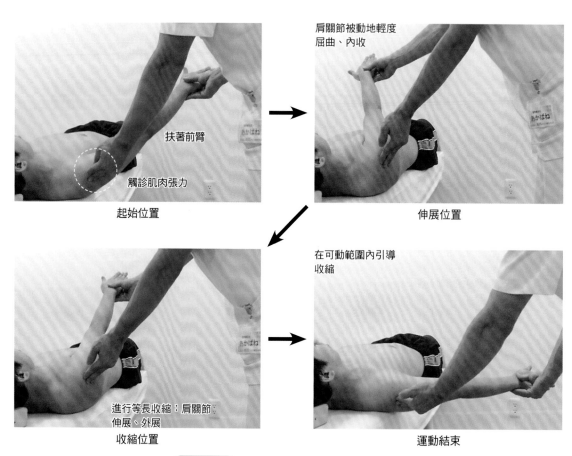

圖5-67　扶著前臂　觸診肌肉張力　起始位置　肩關節被動地輕度屈曲、內收　伸展位置　進行等長收縮：肩關節伸展、外展　收縮位置　在可動範圍內引導收縮　運動結束

圖 5-67　三角肌中纖維後半部的伸展法
有節律地重複整組動作，直到肌肉得以伸展。

三角肌後纖維的伸展法：使肩關節從屈曲位置，被動地水平屈曲。操作時，一邊觸摸肌肉，以確認三角肌後纖維在伸展時伴隨的緊繃。接著，進行肩關節伸展、水平伸展方向的等長收縮（10～20％強度），對肌肉肌腱交接處給予伸展刺激。之後改為協助性自主運動，在該肌肉的可動範圍內引導收縮，可讓伸展法達到更好的效果。有節律地重複整組動作，直到肌肉得以伸展（圖5-68）。

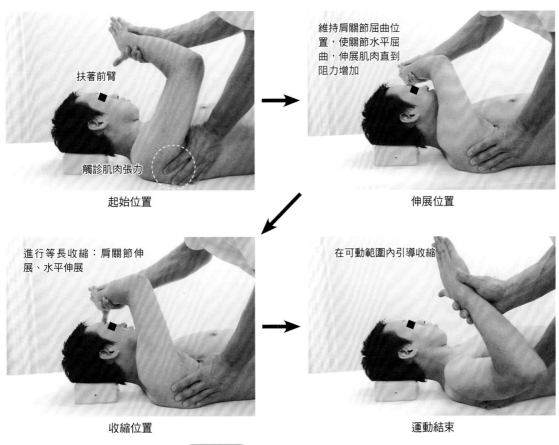

扶著前臂

觸診肌肉張力

起始位置

維持肩關節屈曲位置，使關節水平屈曲，伸展肌肉直到阻力增加

伸展位置

進行等長收縮：肩關節伸展、水平伸展

收縮位置

在可動範圍內引導收縮

運動結束

圖 5-68 三角肌後纖維的伸展法

有節律地重複整組動作，直到肌肉得以伸展。

⑧胸大肌

治療時，採取仰臥姿勢。透過壓痛與肌肉張力的評估，掌握肌肉的痙攣狀況。治療者一手觸診胸大肌的張力，另一手輕輕扶著患者前臂，作為起始的位置。

胸大肌鎖骨端纖維的放鬆法：使肩關節從輕度外展位置，被動地伸展、外旋，此時觸診肌肉可確認到鎖骨端纖維的伸展情況。接著，以協助性自主運動的方式（約5～10％強度），進行肩關節屈曲、內收、內旋，此時觸診肌肉可確認到鎖骨端纖維的收縮情況。在該肌肉的可動範圍內引導動作，並使肌肉在動作時同步收縮，可讓放鬆法達到更好的效果。有節律地重複整組動作，直到肌肉的緊繃與壓痛改善（圖5-69）。

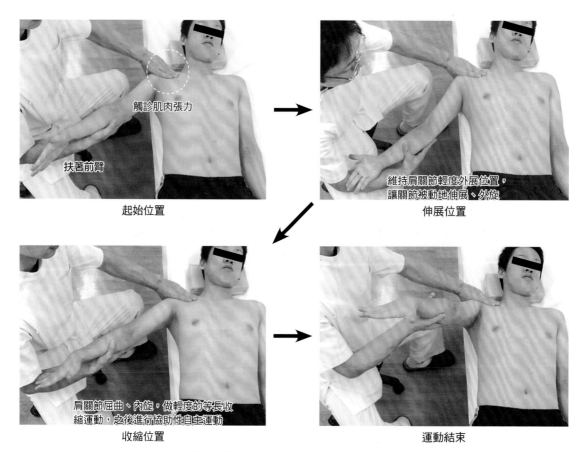

圖5-69　**胸大肌鎖骨端纖維的放鬆法**

有節律地重複整組動作，直到肌肉的緊繃與壓痛改善。

肌肉造成的攣縮

150

胸大肌胸肋端纖維的放鬆法：使肩關節從外展位置，被動地水平伸展、外旋，此時觸診肌肉可確認到胸肋端纖維的伸展情況。接著，以協助性自主運動的方式（約5～10％強度），進行肩關節水平屈曲、內旋，此時觸診肌肉可確認到胸肋端纖維的收縮情況。在該肌肉的可動範圍內引導動作，並使肌肉在動作時同步收縮，可讓放鬆法達到更好的效果。有節律地重複整組動作，直到肌肉的緊繃與壓痛改善（圖5-70）。

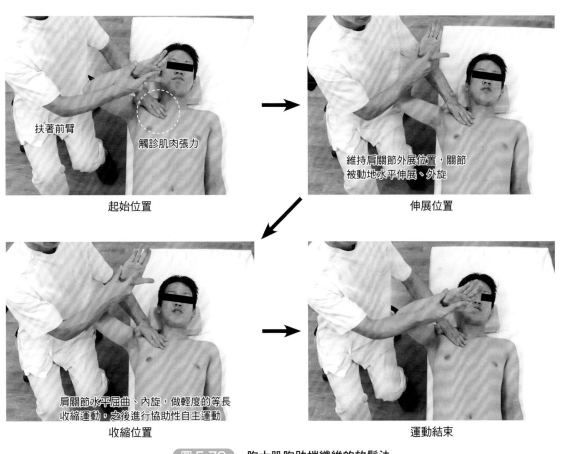

扶著前臂

觸診肌肉張力

起始位置

維持肩關節外展位置，關節被動地水平伸展、外旋

伸展位置

肩關節水平屈曲、內旋，做輕度的等長收縮運動，之後進行協助性自主運動

收縮位置

運動結束

　圖 5-70　**胸大肌胸肋端纖維的放鬆法**

有節律地重複整組動作，直到肌肉的緊繃與壓痛改善。

　　治療時，採取仰臥姿勢。將肌肉引導至伸展位置，確認肌肉縮短的情況。治療者用一手觸診胸大肌的張力，另一手扶著前臂，作為起始位置。

　　鎖骨端纖維的伸展法：使肩關節從輕度外展位置，被動地伸展、外旋。操作時，一邊觸摸肌肉，以確認鎖骨端纖維在伸展時伴隨的緊繃。從稍微伸展的位置開始，進行肩關節屈曲、內收、內旋方向的等長收縮（10～20％強度），對肌肉肌腱交接處給予伸展刺激。之後改為協助性自主運動，在該肌肉的可動範圍內引導肌肉收縮，可讓伸展法達到更好的效果。有節律地重複整組動作，直到肌肉得以伸展（圖5-71）。

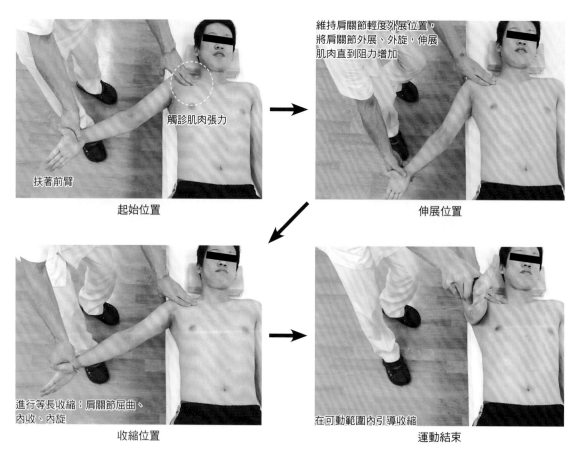

觸診肌肉張力

扶著前臂

起始位置

維持肩關節輕度外展位置，將肩關節外展、外旋，伸展肌肉直到阻力增加

伸展位置

進行等長收縮：肩關節屈曲、內收、內旋

收縮位置

在可動範圍內引導收縮

運動結束

圖 5-71　胸大肌鎖骨端纖維的伸展法

有節律地重複整組動作，直到肌肉得以伸展。

肌肉造成的攣縮

胸大肌胸肋端纖維的伸展法：使肩關節從外展位置，被動地水平伸展、外旋。操作時，一邊觸摸肌肉以確認胸肋端纖維在伸展時伴隨的緊繃。從稍微伸展的位置開始，進行肩關節水平屈曲、內旋方向的等長收縮（約10～20％強度），對肌肉肌腱交接處給予伸展刺激。之後改為協助性自主運動，在該肌肉的可動範圍內引導收縮，可讓伸展法達到更好的效果。有節律地重複整組動作，直到肌肉得以伸展（圖5-72）。

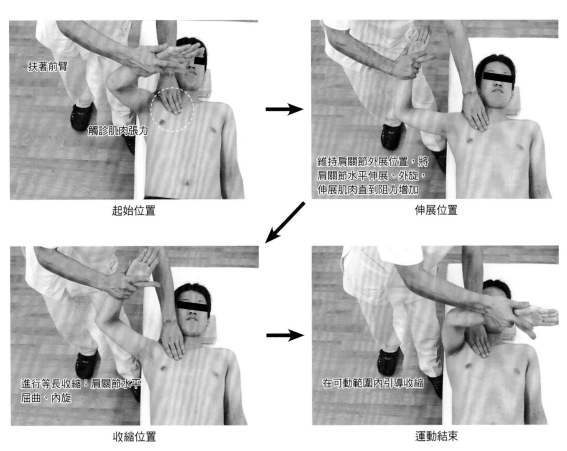

扶著前臂

觸診肌肉張力

起始位置

維持肩關節外展位置，將肩關節水平伸展、外旋，伸展肌肉直到阻力增加

伸展位置

進行等長收縮：肩關節水平屈曲、內旋

收縮位置

在可動範圍內引導收縮

運動結束

圖 5-72　胸大肌胸肋端纖維的伸展法

有節律地重複整組動作，直到肌肉得以伸展。

肌肉造成的攣縮

153

⑨肱二頭肌

a）放鬆法

　治療時，採取仰臥姿勢。透過壓痛與肌肉張力的評估，掌握肌肉的痙攣狀況。將患者上肢置於治療者大腿上，用一手觸摸肱二頭肌的張力，另一手輕輕扶著患者前臂，作為起始位置。

　肱二頭肌長頭的放鬆法：使肩關節從輕度內收位置，被動地伸展、外旋，此時觸診肌肉即可確認到長頭的伸展情況。接著，以協助性自主運動的方式（約5～10％強度），進行肩關節屈曲、外展、內旋，此時觸診肌肉可確認到長頭的收縮情況。在該肌肉的可動範圍內引導動作，並使肌肉在動作時同步收縮，可讓放鬆法達到更好的效果。有節律地重複整組動作，直到肌肉的緊繃與壓痛改善（圖5-73）。

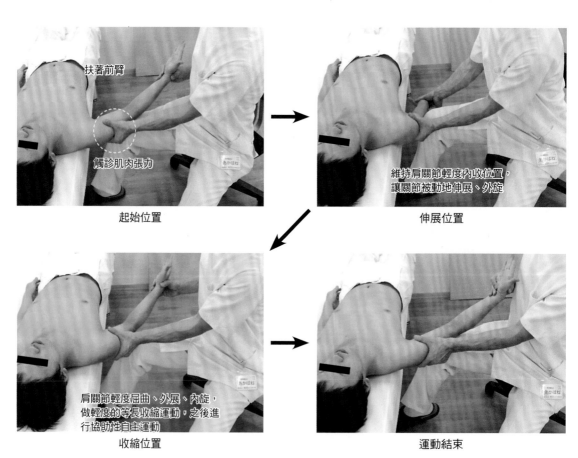

扶著前臂

觸診肌肉張力

起始位置

維持肩關節輕度內收位置，讓關節被動地伸展、外旋

伸展位置

肩關節輕度屈曲、外展、內旋，做輕度的等長收縮運動，之後進行協助性自主運動

收縮位置

運動結束

圖5-73 **肱二頭肌長頭的放鬆法**

有節律地重複整組動作，直到肌肉的緊繃與壓痛改善。

肌肉造成的攣縮

肱二頭肌短頭的放鬆法：使肩關節從輕度外展位置，被動地伸展、外旋，此時觸診肌肉可確認到短頭的伸展情況。接著，以協助性自主運動的方式（約5～10％強度），進行肩關節屈曲、內收、內旋，此時觸診肌肉可確認到短頭的收縮情況。在該肌肉的可動範圍內引導動作，並使肌肉在動作時同步收縮，可讓放鬆法達到更好的效果。有節律地重複整組動作，直到肌肉的緊繃與壓痛改善（圖5-74）。

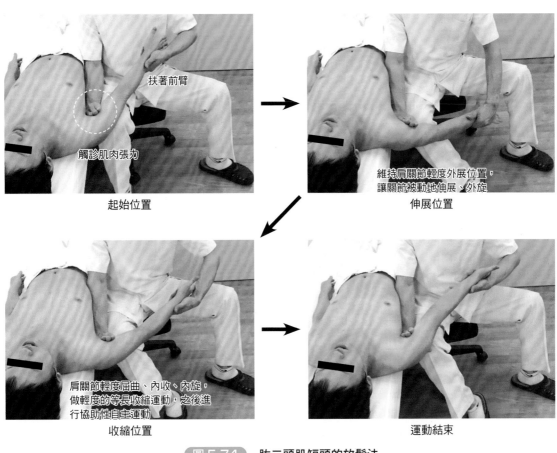

扶著前臂

觸診肌肉張力

起始位置

維持肩關節輕度外展位置，
讓關節被動地伸展、外旋

伸展位置

肩關節輕度屈曲、內收、內旋，
做輕度的等長收縮運動，之後進
行協助性自主運動

收縮位置

運動結束

圖 5-74　肱二頭肌短頭的放鬆法
有節律地重複整組動作，直到肌肉的緊繃與壓痛改善。

肌肉造成的攣縮

155

　　治療時，採取仰臥姿勢。將肌肉引導至伸展位置，確認肌肉縮短的情況。治療者用一手觸診肱二頭肌的張力。另一手輕輕扶著前臂，作為治療的起始位置。

　　肱二頭肌長頭的伸展法：使肩關節從輕度內收位置，被動地伸展、外旋。操作時，一邊觸摸肌肉，以確認肱二頭肌長頭在伸展時伴隨的緊繃。從稍微伸展的位置開始，進行肩關節屈曲、外展、內旋方向的等長收縮（約10～20％強度），對肌肉肌腱交接處給予伸展刺激。之後改為協助性自主運動，在該肌肉的可動範圍內引導收縮，可讓伸展法達到更好的效果。有節律地重複整組動作，直到肌肉得以伸展（圖5-75）。

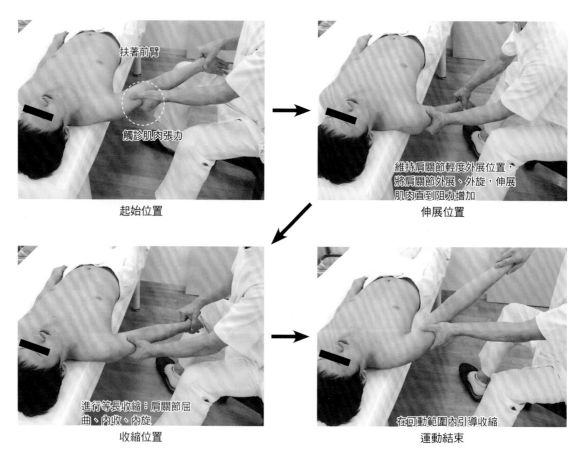

圖 5-75　肱二頭肌長頭的伸展法

有節律地重複整組動作，直到肌肉得以伸展。

肱二頭肌短頭的伸展法：使肩關節從輕度外展位置，被動地伸展、外旋，操作時，一邊觸摸肌肉，以確認肱二頭肌短頭在伸展時伴隨的緊繃。從稍微伸展的位置開始，進行肩關節屈曲、內收、內旋方向的等長收縮（約 10～20 ％ 強度），對肌肉肌腱交接處給予伸展刺激。之後改為協助性自主運動，在該肌肉的可動範圍內引導收縮，可讓伸展法達到更好的效果。有節律地重複整組動作，直到肌肉得以伸展（圖 5-76）。

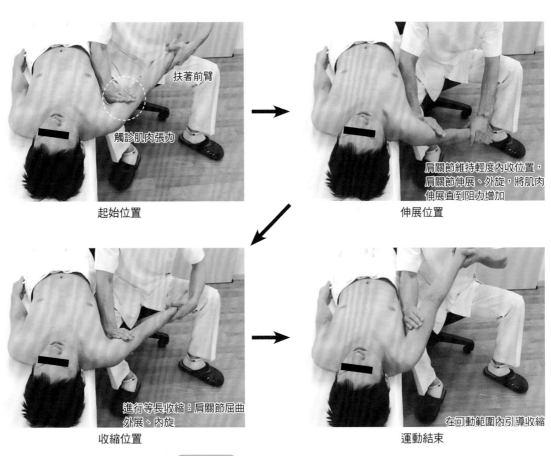

扶著前臂
觸診肌肉張力
起始位置

肩關節維持輕度內收位置，肩關節伸展、外旋，將肌肉伸展直到阻力增加
伸展位置

進行等長收縮：肩關節屈曲、外展、內旋
收縮位置

在可動範圍內引導收縮
運動結束

圖 5-76 肱二頭肌短頭的伸展法
有節律地重複整組動作，直到肌肉得以伸展。

⑩喙肱肌

a）放鬆法

治療時，採取仰臥姿勢。評估壓痛與肌肉張力，掌握肌肉的痙攣狀況。治療者一手觸診喙肱肌的張力，另一手輕輕扶著患者前臂，作為起始位置。

喙肱肌的放鬆法：使肩關節從外展位置，被動地水平伸展、內旋，此時觸診肌肉可確認到喙肱肌的伸展情況。接著，以協助性自主運動的方式（約5～10％強度）進行肩關節內收加水平屈曲、外旋，此時觸診肌肉可確認到喙肱肌的收縮情況。在該肌肉的可動範圍內引導動作，並使肌肉在動作時同步收縮，可讓放鬆法達到更好的效果。有節律地重複整組動作，直到肌肉的緊繃與壓痛改善（圖5-77）。

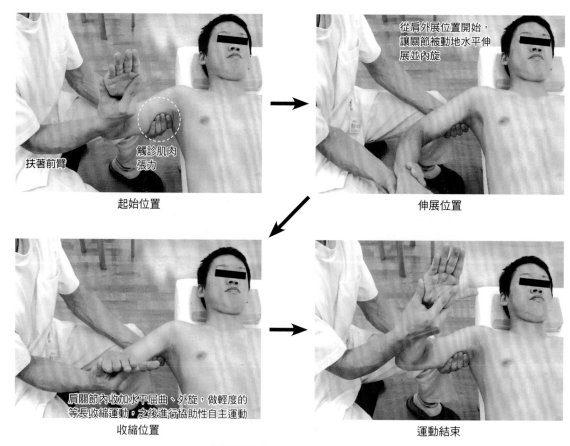

圖 5-77　喙肱肌的放鬆法

有節律地重複整組動作，直到肌肉的緊繃與壓痛改善。

　　治療時，採取仰臥姿勢。將肌肉引導至伸展位置，確認肌肉縮短的情況。治療者一手觸診喙肱肌的張力，另一手輕輕扶著患者前臂，作為起始位置。

　　喙肱肌的伸展法：從肩關節外展位置，讓關節被動地水平伸展、內旋。操作時，一邊觸摸肌肉，以確認喙肱肌在伸展時伴隨的緊繃。接著，從此位置進行肩關節內收加水平屈曲、外旋方向的等長收縮（約10～20％強度），對肌肉肌腱交接處給予伸展刺激。之後改為協助性自主運動，在該肌肉的可動範圍內引導收縮，可讓伸展法達到更好的效果。有節律地重複整組動作，直到肌肉得以伸展（圖5-78）。

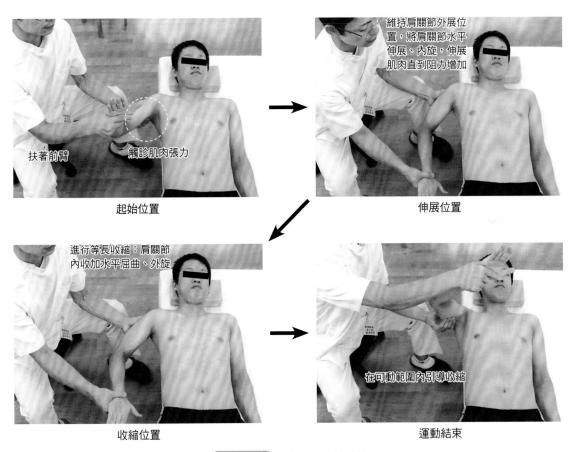

扶著前臂　　觸診肌肉張力

起始位置

維持肩關節外展位置，將肩關節水平伸展、內旋，伸展肌肉直到阻力增加

伸展位置

進行等長收縮：肩關節內收加水平屈曲、外旋

收縮位置

在可動範圍內引導收縮

運動結束

圖 5-78　喙肱肌的伸展法

有節律地重複整組動作，直到肌肉得以伸展。

肌肉造成的攣縮

⑪ 肱三頭肌長頭

治療時，採取仰臥姿勢。透過壓痛與肌肉張力的評估，掌握肌肉的痙攣狀況。治療者一手觸診肱三頭肌長頭的張力，另一手輕輕扶著患者前臂，作為起始位置。

肱三頭肌長頭的放鬆法：肩關節被動屈曲，同時肘關節被動地屈曲，此時觸診肌肉可確認到肱三頭肌長頭的伸展情況。接著，以協助性自主運動的方式（約5～10％強度），進行肩關節伸展與肘關節伸展，此時觸診肌肉可確認到肱三頭肌長頭的收縮情況。在該肌肉的可動範圍內引導動作，並使肌肉在動作時同步收縮，可讓放鬆法達到更好的效果。有節律地重複整組動作，直到肌肉的緊繃與壓痛改善（圖5-79）。

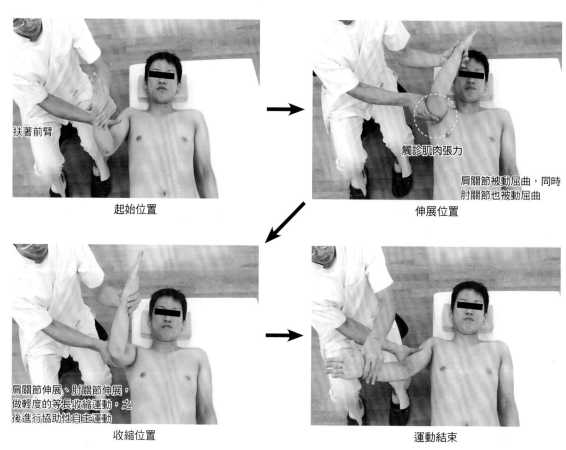

圖 5-79　肱三頭肌長頭的放鬆法

有節律地重複整組動作，直到肌肉的緊繃與壓痛改善。

肌肉造成的攣縮

　　治療時，採取仰臥姿勢。將肌肉引導至伸展位置，確認肌肉縮短的情況。治療者一手觸診肱三頭肌長頭的張力，另一手扶著患者前臂，作為起始位置。

　　肱三頭肌長頭的伸展法：肘關節維持屈曲位置，同時肩關節被動地屈曲，操作時，一邊觸摸肌肉，以確認肱三頭肌長頭在伸展時伴隨的緊繃。從稍微伸展的位置開始，進行肩關節伸展、肘關節伸展的等長收縮（約10～20％強度），對肌肉肌腱交接處給予伸展刺激。之後改為協助性自主運動，在該肌肉的可動範圍內引導收縮，可讓伸展法達到更好的效果。有節律地重複整組動作，直到肌肉得以伸展（圖5-80）。

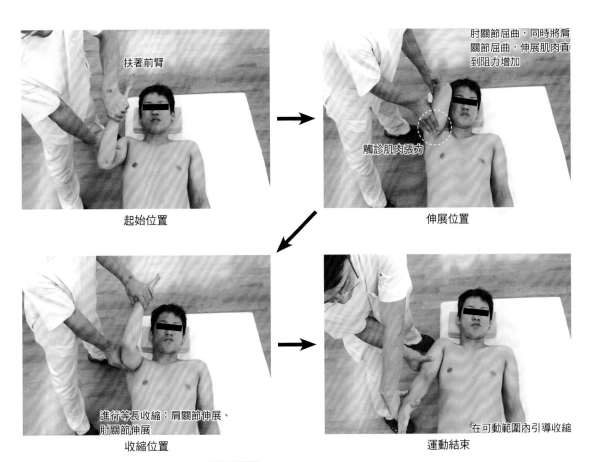

圖 5-80　**肱三頭肌長頭的伸展法**
有節律地重複整組動作，直到肌肉得以伸展

肌肉造成的攣縮

【参考文献】

1) 林典雄：肩関節拘縮の機能解剖学的特性. 理学療法 21（2）：357-364, 2004.

2) 林典雄, 他：肩関節の機能解剖. MB Med Reha 73：1-8, 2006.

3) 林典雄：機能解剖学的触診技術 上肢 第2版, メジカルビュー社. 2011, pp16-44, 108-133, 154-247.

4) Sharkey NA, et al：The rotator cuff opposes superior translation of the humeral head. Am J sports Med 23：270-275, 1995.

5) Halder AM, et al：Dynamic contributions to superior shoulder stability. J Orthop Res 19：206-212, 2001.

6) Mochizuki T, et al：Humeral Insertion of the supraspinatus and infraspinatus；new anatomical findings regarding the footprint of the rotator cuff. J Bone Joint Surg AM 90：962-969, 2008.

7) 皆川洋至, 他：腱板を構成する筋における筋性部分の構造について. 日整会誌 69（8）：S1642, 1995.

8) 井樋英二, 他：棘上筋の力学的特性. 日整会誌 69（8）：S1643, 1995.

9) 望月智之, 他：腱板筋群の構造と停止部の新しい解剖知見. 別冊整形外科 58：7-11, 2010

10) Mura N, et al：The effect of infraspinatus disruption on gleno-humeral torque and superior migration of the humeral head：a biomechanical study. J shoulder Elbow Surg 12：179-184, 2003.

11) 望月智之, 他：棘下筋腱の肉眼解剖および組織学的研究—delamination の発生部位の検討 -. 肩関節 32（3）：497-500, 2008.

12) 黒岩共一：トリガーポイント鍼療法とマッサージの実際. 臨床家のためのトリガーポイントアプローチ. 医道の日本社. 2000, pp41-148.

13) 鵜飼建志, 他：投球障害肩の疼痛の解釈と治療. 整形外科リハビリテーション研究会誌 8, 25-28, 2005.

14) 皆川洋至, 他：腱板を構成する筋の筋内腱 - 筋外腱移行形態について. 肩関節 20：103-110, 1996.

15) Keating JF, et al：The relative strengths of the rotator cuff muscles. J Bone Joint Surg 75-B：137-140, 1993.

16) Symeonides PP：The significance of the subscapularis muscle in the pathogenesis of recurrent anterior dislocation of the shoulder. J Bone Joint Surg Br54：476-483, 1972.

17) Turkel SJ, et al：Stabilizing mechanisms preventing anterior dislocation of the glenohumeral joint. J Bone Joint Surg Am63：1208-1217, 1981.

18) 山本宣幸, 他：肩の機能解剖. 実践反復性肩関節脱臼. 菅谷啓之（編）, 金原出版株式会社. 2010, pp29-37.

肌肉造成的攣縮

19) Arai R, et al：Subscapularis tendon tear；an anatomical and clinical investigation. Arthroscopy 24：997-1004, 2008.

20) 佐藤達夫, 他：リハビリテーション解剖アトラス 第1版, 医歯薬出版株式会社, 2006.

21) 鵜飼建志, 他：広背筋部痛を訴える野球肩の発生原因に対する一考察. 東海スポーツ傷害研究会会誌22：38-40, 2004.

22) 皆川洋至, 他：解剖. 最新整形外科学大系 肩関節・肩甲帯13. 高岸憲二, 他（編）中山書店. 2006. pp2-14.

23) Cooper D, et al：Anatomy, histology, and vascularity of the glenoid labrum. An Anatomical Study. J Bone Joint Surg Am 74：46-52, 1992.

24) Pagnani MJ, et al：Role of the long head of the biceps brachii in glenohumeral stability：a biomechanical study in cadaver. J shoulder Elbow Surg 5：255-262, 1996.

25) Andrews JR, et al：Glenoid labrum tears related to the long head of the biceps. Am J Sports Med 13：337-341, 1985.

26) Itoi E, et al：Stabilising function of the biceps in stable and unstable shoulders. J Bone Joint Surg Br 75：546-550, 1993.

27) Itoi E, et al：Dynamic anterior stabilisers of the shoulder with the arm in abduction. J Bone Joint Surg Br 76：834-836, 1994.

28) 佐志隆士, 他：肩関節のMRI, メジカルビュー社. 2011, p200-216.

29) 林典雄, 他：結帯動作時に生じる肘関節外側及び前腕外側部痛について. 整形外科リハビリテーション研究会誌7：41-43, 2004.

30) 杉本勝正, 投球障害肩のメカニズムと画像診断. 復帰をめざすスポーツ整形外科. 宗田大, メジカルビュー社. 2011, pp26-31.

31) 丹羽滋郎, 他：骨・関節疾患と一関節筋, 二・多関節筋との関わり. メディカルストレッチング. 金原出版株式会社. 2008,pp23-72

肌肉造成的攣縮

第6章

肩關節上方支持組織沾黏
所造成的攣縮

1. 肩關節上方支持組織沾黏的臨床發現   P166

2. 肩關節上方支持組織沾黏的評估方法   P173

3. 運動治療的具體方式   P179

1. 肩關節上方支持組織沾黏的臨床發現

肩關節上方支持組織之中，容易發生沾黏的部位包括：喙肩弓下、旋轉肌間隔（喙肱韌帶）、肱二頭肌長頭腱周圍組織。在這些部位若發生沾黏，不只活動度會受限，還會引起疼痛等症狀。以下要說明這些部位的沾黏與臨床發現之間的關聯。

①喙肩弓下的攣縮與臨床特徵

a）位於肩峰下關節的喙肩弓下滑動障礙

肩峰下關節由喙肩弓（由肩峰、喙突及連接兩者的喙肩韌帶構成）、通過喙肩弓正下方的大結節，以及旋轉肌袖、肩峰下滑液囊所組成（圖6-1）[1]。

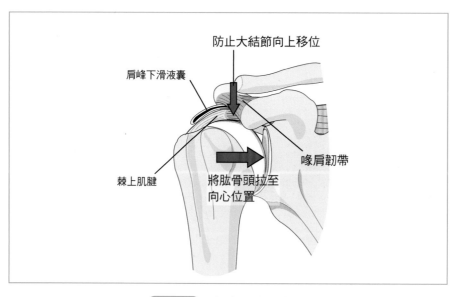

圖6-1 喙肩弓的解剖構造

在功能學上，肩峰下關節具有一些特徵，像是喙肩弓會防止大結節向上移位，也會從上方壓住旋轉肌袖，提高肱骨頭的向心性，還能透過肩峰下滑液囊來減輕旋轉肌袖產生的摩擦[2]。因為這些功能，旋轉肌袖能夠順利通過喙肩弓下。

在肩峰下關節發生的滑動障礙，多半為喙肩弓下的滑動障礙。這個情況表示，問題出在大結節與喙肩弓之間的夾擠（impingement）（圖6-2）[3]~[5]。

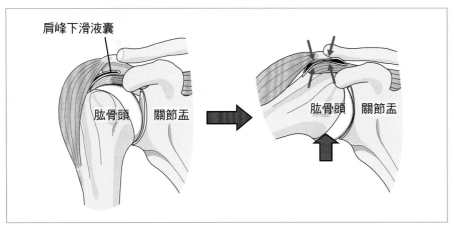

a. 肩下垂位　　　　　　　　　　　　　　b. 肩外展位

圖 6-2 上方支持組織的滑動構造受損與肩峰下夾擠

有兩大主因會造成喙肩弓下的滑動障礙，分別為「解剖學上的原因」與「功能學上的原因」。

解剖學上的原因：肩峰的骨頭形態或傾斜角度[5]~[7]、骨刺生成[8]、喙肩韌帶肥厚等，有些狀況可能需要採取外科處置[9]。

功能學上的原因：上方支持組織沾黏造成肩峰下滑動構造受損[9]、後下方支持組織攣縮造成肱骨頭向上移位[10]~[12]、肩胸關節功能不全[13]造成肩峰下關節腔變得相對狹小等，基本上這些原因較適合保守治療。

上述原因使肩峰下滑液囊與旋轉肌袖較容易發生沾黏，導致肩峰下的旋轉肌袖無法順利滑動（進出肩峰下的動作）。肩關節外展攣縮，就是肩關節下壓或內收時，旋轉肌袖很難從喙肩弓下滑出的狀態。此時，雖然肩關節看起來是下垂位，但其實肩胛骨處於過度向下迴旋位的代價（圖6-3）。

而肩峰下夾擠症候群，則是指肩關節上提或外展時，組織很難進入喙肩弓下的狀態。（圖6-2）。

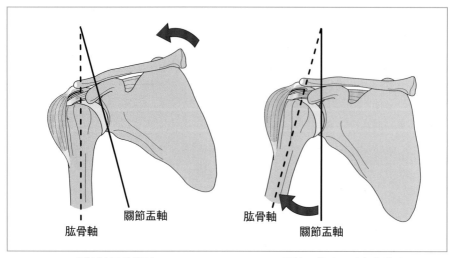

肱骨軸　　　關節盂軸　　　　　肱骨軸　　　關節盂軸

a. 肩關節下垂位置　　　　　　　　b. 關節盂與地面垂直的位置

圖 6-3 　肩關節外展攣縮與肱骨、肩胛骨的相對位置

a:肩關節有外展攣縮的患者,一旦肩關節呈現下垂位,肩胛骨便會向下迴旋。
b:若以關節盂與地面垂直的位置,嘗試矯正肩胛骨,肱骨便會外展。

b)肩峰下腔壓力與夜間疼痛

　　許多研究證實,夜間疼痛與肩峰下腔的壓力有一定的關係,其中也有研究提到,採取喙肩韌帶切除術或肩峰下減壓術,能有效治療夜間疼痛[14)15)]。因此可以推論,夜間疼痛與肩峰下腔的病變有非常大的關係。

　　另外,以旋轉肌袖為中心,一旦出現水腫、痙攣、上方支持組織沾黏、疤痕等,會造成肱骨頭及肩峰下周圍靜脈系統的排流機制變差,使得骨內壓容易上升。而骨內壓一旦上升,要再下降就需要一段時間[16)]。筆者認為是這種骨內壓調節機制失衡,導致肩關節周圍炎會合併發生夜間疼痛。

　　另外,睡眠姿勢也會讓晚上睡覺時較平常更容易感到疼痛。處於站姿或坐姿時,在重力的作用下,上臂會牽引肱骨,肩峰下腔的壓力就會減少;但是在仰臥姿勢時,沒有牽引上臂向下的力量,因此肩峰下腔的壓力容易上升。所以,仰臥姿勢也可說是導致疼痛的原因之一[14)15)]。

　　由上述我們可以了解到造成夜間疼痛的原因,包括:以旋轉肌袖為主的水腫或痙攣、上方支持組織產生沾黏或疤痕及姿勢帶來的影響(圖 6-4)[17)18)]。

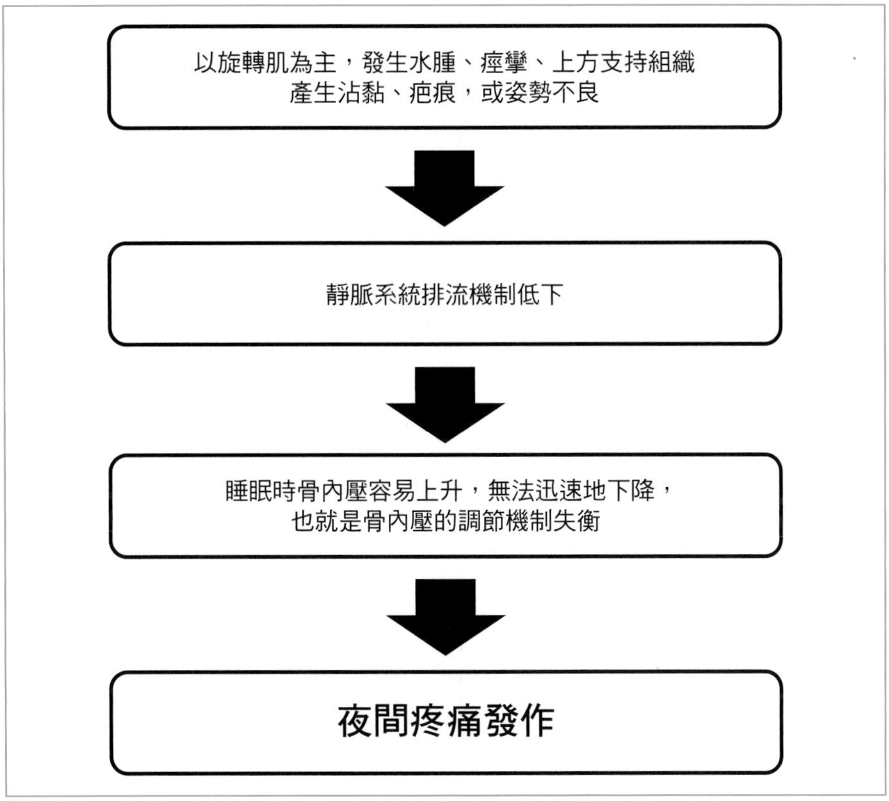

以旋轉肌為主，發生水腫、痙攣、上方支持組織
產生沾黏、疤痕，或姿勢不良

靜脈系統排流機制低下

睡眠時骨內壓容易上升，無法迅速地下降，
也就是骨內壓的調節機制失衡

夜間疼痛發作

圖 6-4　夜間疼痛的發作機轉

② 旋轉肌間隔（喙肱韌帶）周邊的攣縮與臨床特徵

　　所謂的旋轉肌間隔，是指棘上肌腱的前纖維，以及肩胛下肌腱的上纖維之間的間隙，表層為喙肱韌帶（CHL），深層則由關節囊構成[2]。

　　在肩下垂位置時內旋，旋轉肌間隔會放鬆，往上下方向打開；外旋時，旋轉肌間隔會緊繃而關閉（圖6-5）。換言之，這些組織能藉由迴旋姿勢，改變緊繃程度與內部壓力，讓肱骨頭向前移位時有所緩衝[2]。

　　衫本等[19]以解剖學、組織學的角度來研究旋轉肌間隔，這份研究提到，喙肱韌帶及旋轉肌間隔周邊有非常多滑液膜，因此容易發炎，也容易產生疤痕組織等物理性質的變化，另外疼痛閾值也較低。

　　另外，若是旋轉肌間隔鬆弛，無法正常地緊繃並發揮功能，便會導致肩關節的下方不穩定[20]。這也是年輕人在肩膀最常發生的運動傷害之一。

　　另一方面，若旋轉肌間隔周邊產生疤痕組織，肩下垂位在外旋時便會明顯受限。原本硬度比較高的組織就算再變硬一些，也不會對活動度有太多影響，但像旋轉肌間隔這種柔軟的軟組織，一旦失去原本的柔軟度，活動範圍便會明顯受限。

　　而旋轉肌間隔周圍分布許多感覺受器，所以要對這個部位進行伸展等運動治療時，需要很高的技巧，才能控制並避免疼痛發生。

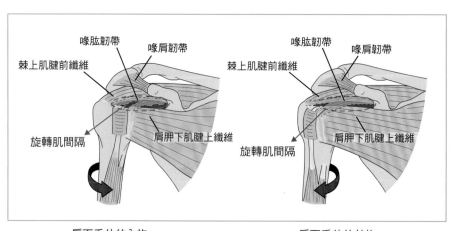

肩下垂位的內旋　　　　　　　　　　肩下垂位的外旋

圖 6-5　關節位置不同時，旋轉肌間隔的緊繃程度

在肩下垂位時內旋，會使得旋轉肌間隔放鬆打開，外旋的話，旋轉肌間隔便會緊繃而關起。

肩關節上方支持組織沾黏所造成的攣縮

③ 肱二頭肌長頭腱的周邊組織損傷與臨床特徵

　　肱二頭肌長頭腱（LHB）會通過結節間溝，越過肱骨頭之後一直走到關節盂。LHB通過肱骨頭區域，上方有喙肱韌帶（CHL）、前方及下方有上盂肱韌帶（SGHL）支持，而這稱為滑車系統（pulley system）（圖6-6）[21)~27)]。由於有CHL等組織覆蓋，LHB在這段十分穩定，可以完整地發揮自身功能（關於LHB的功能請參照第22頁）。

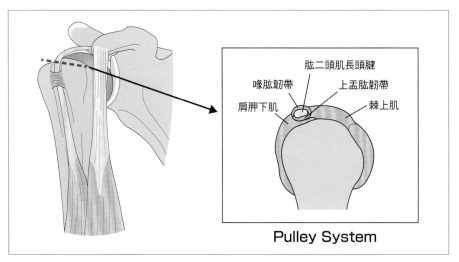

肱二頭肌長頭腱
喙肱韌帶　　　　　上盂肱韌帶
肩胛下肌　　　　　　　棘上肌

Pulley System

由前往後看　　　　　　　　　由關節面來看

圖6-6　**肱二頭肌長頭腱與 Pulley System**

因為有喙肱韌帶、上盂肱韌帶、棘上肌前纖維、肩胛下肌
上纖維所構成的Pulley System，位在肱骨頭高度的肱
二頭肌長頭腱得以獲得支撐。

　　但如果是下方支持組織的攣縮，或旋轉肌袖功能低下，在做上提動作時，肱骨頭會向上移位。此時，結節間溝入口附近的LHB會貼近喙肩弓，就容易引發肩峰下夾擠（圖6-7）。最後導致肱二頭肌長頭腱炎，或造成 Pulley System 周邊受損等問題。特別是 Pulley System 當中，只要肩胛下肌上纖維的舌部受損，LHB內下方的支持度便會明顯降低[27)~29)]。在這個情況下重複伸展姿勢，也就

是肩關節的伸展、內收，或是肩下垂位做外旋，會造成LHB容易向內下方滑
脫，陷入肩胛下肌腱的止點內，增加與小結節之間的摩擦力（圖6-8）[30]。這
些因素又會進一步地造成LHB周邊的疼痛加劇。

其餘有關LHB之評估方式與運動治療，請參照第5章。

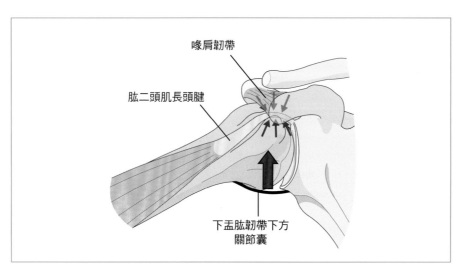

肱二頭肌長頭腱的肩峰下夾擠

下方支持組織的攣縮或上方支持組織功能異常的患者，隨著肩關節上提動作，肱骨頭很容
易向上移位。特別是在肩關節外展、外旋時，若肱骨頭向上移位，結節間溝與喙肩弓會更
靠近，因此肱二頭肌長頭腱容易在肩峰下發生夾擠。

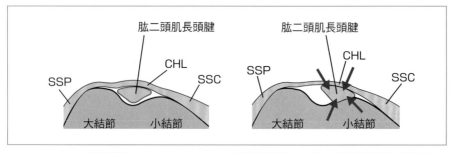

肱二頭肌長頭腱與小結節間發生摩擦

肩關節伸展、內收，或是肩下垂位的外旋，會產生壓力，使肱二頭肌長頭腱
伸展，若此時滑車系統失衡，肱二頭肌長頭腱與小結節的摩擦力會增加，引
發肱二頭肌長頭腱炎等問題。

2. 肩關節上方支持組織沾黏的評估方法

上方支持組織一旦沾黏，肩關節會出現外展攣縮，此時只要上臂處於下垂位，就會引發疼痛。為了舒緩上方支持組織的張力、避免疼痛，患者會呈現出肩胛骨外展、向下迴旋的典型迴避姿勢[31][32]。

接下來會說明，在上方支持組織的伸展測試中，肩胛骨位置的不同，會大幅影響伸展程度，所以必須盡量維持在耳垂與肩峰呈一直線的姿勢，來進行評估。

① 典型的姿勢與肩帶的評估方法

a）坐姿

從矢狀面來看，正常的情況下，耳垂與肩峰幾乎在同一垂直軸上。但若是上方支持組織沾黏，肩胛骨會呈現外展、向下迴旋，且頸椎前凸弧度減少、胸椎過度後凸，因此頭部位置會偏前（圖6-9）[33]。

從冠狀面來看，正常的情況下，左右兩側肩膀與肩峰的高度幾乎是一樣的。但若是上方支持組織沾黏，肩胛骨會外展、向下迴旋、下壓，所以患側的肩峰偏向下。同時也可以發現，肩胛骨的內緣到下角有浮起的現象（圖6-10）。

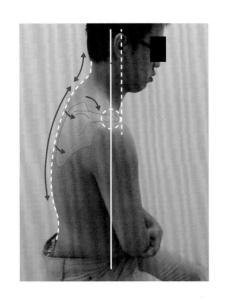

圖6-9 **從側面來看肩帶位置不正（malalignment）**

正常的情況下，耳垂與肩峰連線會垂直於地面，或是耳垂會位在肩峰前方約2指幅寬的位置。但是上方支持組織沾黏的患者，肩胛骨會呈現外展、向下迴旋、下壓，且頸椎前凸弧度減少、胸椎後凸弧度增加，因此頭部位置會偏前。

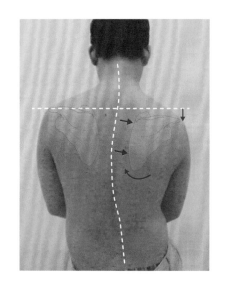

圖 6-10 從後方來看肩帶位置不正（malalignment）

正常的情況下，左右兩側的肩膀與肩峰會位在相近的高度。但是
上方支持組織沾黏的患者，肩胛骨會呈現下壓、向下迴旋的姿
勢，因此患側的肩峰會向下傾，同時也會發現，肩胛骨的內緣或
下角有浮起的現象。

b）仰臥姿勢

　正常情況下，肩峰與診療床面的距離不應該超過2指幅寬，但肩胛骨呈現外
展位的患者，與床面的距離會超過2指幅（圖6-11a）。

　另外，正常來說，上肢會放在身體兩側，但上方支持組織沾黏的話，為了迴
避疼痛，會將上肢放在腹部，是一個典型的姿勢（圖6-11b）。

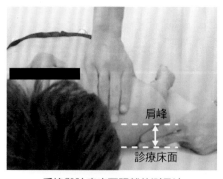

肩峰

診療床面

a. 肩峰與診療床面距離的測量法

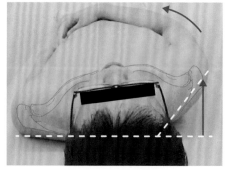

b. 上肢的位置

圖 6-11 從上方來看肩帶位置不正（malalignment）

a:正常來說，肩峰到診療床面的距離不會超過2指幅。
b:肩胛骨呈現外展，肩峰到診療床面的距離便會超過2指幅。
另外正常肩膀會將上肢放在身體兩側，但是上方支持組織沾黏的話，肩關節的
伸展受限，因此會將上肢放在腹部上，呈現典型的疼痛迴避姿勢。

側躺時，位於下方的肩關節會呈現內收。由此可知，上方支持組織沾黏的患者，若側躺時使患側位於下方，就會因為上方支持組織過度伸展，而引起疼痛（圖6-12）。所以有夜間疼痛症狀的患者，側躺就寢時，多半都會將患側置於上方。

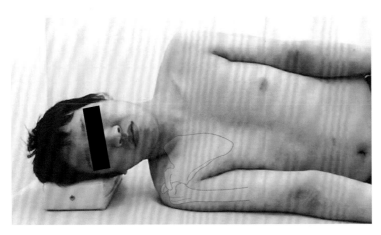

圖6-12　側躺時的肩關節位置

側躺位置會強制地使位於下方的肩關節內收，因此，對於上方支持組織沾黏的患者來說，會增加伸展刺激，引發疼痛。

② 上方支持組織伸展測試

上方支持組織沾黏的患者，在下垂位時，肩關節伸展及內外旋動作會受限，因此需要評估這些動作的活動範圍。

且如同上述，上方支持組織的沾黏與夜間疼痛有十分密切的關係，因此這邊也會提到，活動範圍改善到什麼程度，可以讓夜間疼痛消失。

a）肩關節的伸展活動範圍

評估時，採取仰臥姿勢。為了避免肩胛骨的過度代償，測量時要讓肩胛骨背面貼著診療床面。以內外旋的 neutral position 作為起始姿勢，將肩關節伸展，測量哪個角度會疼痛（圖6-13）。

若患者有明顯夜間疼痛，可能沒辦法將手臂下放到床面以下。若能伸展15°以上，大多數的夜間疼痛便會消失。

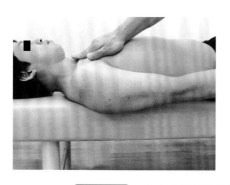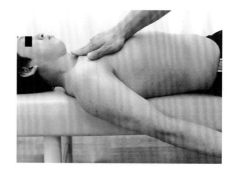

圖 6-13　上方支持組織伸展測試：肩關節的伸展活動範圍

為了避免肩胛骨過度代償，要盡量讓肩胛骨背面貼近診療床面。以內外旋的neutral position為起始姿勢，使肩關節伸展，測量哪個角度會疼痛。

b）肩下垂位的外旋範圍

　　評估時，採取仰臥姿勢。為了避免肩胛骨過度代償，測量時要讓肩胛骨背面貼著診療床面。起始姿勢時，肩關節在內外旋的neutral position、肘關節屈曲90°並貼著床面。固定上臂使肩關節外旋，測量哪個角度會疼痛（圖**6-14**）。外旋能夠達到24.7°以上，夜間疼痛便會消失[17]。

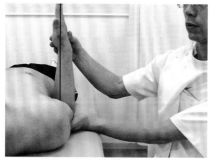

開始時

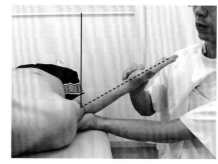

測量時

圖 6-14　上方支持組織伸展測試：肩關節下垂位的外旋活動範圍

為避免肩胛骨過度代償，要盡量讓肩胛骨背面貼近診療床面。起始姿勢：肩關節在內外旋的neutral position、肘關節屈曲90°並貼著床面。接著，固定上臂使肩關節外旋，測量哪個角度會疼痛。

肩關節上方支持組織
沾黏所造成的攣縮

　　評估時，採取坐姿。為避免肩胛骨過度代償，測量時盡量讓耳垂與肩峰在同一垂直線上。透過由下摸背的動作，可以評估橈骨莖突觸碰脊椎時，能夠到達的高度（圖6-15）。伴有夜間疼痛的患者，多半只能碰到臀部的高度，無法再往上。若能碰到第3腰椎（L3）以上，夜間疼痛便會消失[17)33]。

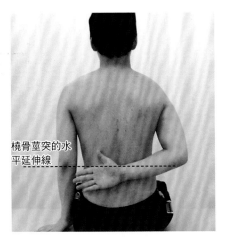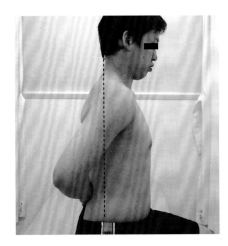

橈骨莖突的水平延伸線

圖6-15 上方支持組織伸展測試：摸背動作

為避免肩胛骨過度代償，需盡量讓耳垂與肩峰位於同一垂直線上。
由下摸背動作評估的是，橈骨莖突觸碰脊椎時，能夠到達的高度。

③ 夜間疼痛的臨床評估

a）夜間疼痛程度：TYPE 分類[17)34]

　　若患者上方支持組織攣縮，或者肩峰下滑液囊及旋轉肌袖沾黏，會因肩峰下腔壓力的上升而出現夜間疼痛的症狀。但根據每個人的狀況，夜間疼痛的程度也會不同。評估夜間疼痛時，不只是區分成痛或不痛，也能使用林所做的分類標準[34]來評估夜間疼痛的程度（表1）。

表 1 夜間疼痛程度：TYPE 分類

TYPE1
完全沒有夜間疼痛
TYPE2
偶爾發生夜間疼痛，但不至於痛醒
TYPE3
每天都會發生夜間疼痛，一個晚上會痛醒 2～3 次
TYPE4
每天夜間都會疼痛，明顯造成睡眠障礙

b）關節盂 - 肱骨夾角（GHA, gleno-humeral angle）

　可藉由 X 光拍攝肩關節的 A-P view，來測量關節盂（兩頂點間連線）與肱骨長軸之間的夾角。如果是正常的肩膀，這個角度通常接近平行；但若因為上方支持組織沾黏，導致肩胛骨處於向下迴旋的位置，關節盂-肱骨夾角就會變大（圖 6-16）[34]。

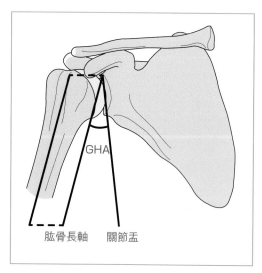
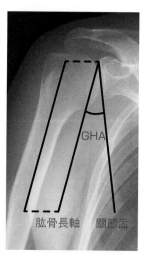

有夜間疼痛的肩部

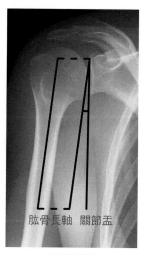

正常肩部

圖 6-16 關節盂 - 肱骨夾角（GHA）
即肱骨長軸與關節盂之間的夾角。
正常狀況下兩者會接近平行，但若肩關節外展攣縮，或
肩胛骨向下迴旋，其夾角角度會增加。

3. 運動治療的具體方式

① 上方支持組織沾黏的運動治療

在這個段落，會說明如何以運動治療分離上方支持組織沾黏，以及在臨床上會實際運用到的處理方法。肩關節疾病之中，有許多情形是上方支持組織沾黏。面對這種情況，消除患部的攣縮便能夠減輕疼痛。

不過在肩峰下滑液囊，有很多傷害性刺激受器的游離神經末梢分布在此[35]。因此不恰當的操作關節動作，有時候反而會讓疼痛加劇，所以必須先充分理解運動治療的順序。

治療夜間疼痛的患者時，基本的概念是，面對急性期的患者，要盡快降低發炎反應；面對攣縮的患者時，要將沾黏的上方支持組織分離，以降低肩峰下壓力[36]。特別是需要指導急性期患者的日常生活動作，像是指導就寢姿勢，交代患者要讓患部休息等（圖6-17）。再來，若發炎情況嚴重，應向骨科醫師報告，進行處置，包含：對肩峰下滑液囊等部位進行介入性疼痛治療（nerve block injection）、給予消炎止痛藥，藉由藥效儘早控制疼痛症狀[36]。

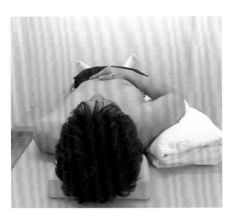
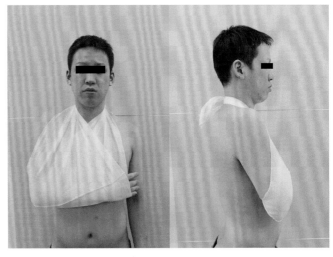

就寢姿勢　　　　　　　　　　　　　　讓患部休息

圖6-17　**透過日常生活姿勢指導，解決夜間疼痛的暫時性成因**

就寢時，可將枕頭等物品墊在肩關節下方，可避免關節過度伸展。
另外，肩關節處於下垂位就會感到疼痛的患者，大多可藉由使用三角巾獲得改善。
使用三角巾固定時，重點在於肩關節要維持屈曲、外展位，如此就能抑制肩胛骨過度下壓、向下迴旋，因此能舒緩臂神經叢的緊張，也能緩解疼痛。

若要將上方支持組織的沾黏確實分離，需要了解大結節、小結節、結節間溝及喙肩弓之間的立體構造及相對位置。同時，也要考慮對於肩峰下滑液囊，旋轉肌袖的滑動構造。例如治療時，要讓旋轉肌袖滑動多少，要往遠端方向滑動，又或者要往近端滑動[37]。旋轉肌袖的滑動程度和沾黏程度有很大的關係，臨床上只要沾黏有所改善，疼痛大多能夠緩解。

實際在做運動治療時，首要之務，是確實改善旋轉肌袖的痙攣，因為在分離上方支持組織的沾黏時，若旋轉肌袖痙攣，操作就會不順利。因此，第一步要先改善旋轉肌袖的痙攣，再循序漸進地分離沾黏。改善旋轉肌袖痙攣的方法，請參照第5章第123～137頁的部分，這些操作可以緩解絕大多數的疼痛情況。

② 分離沾黏操作：旋轉肌袖與肩峰下滑液囊的沾黏 [17] [34]

操作的重點，在於將旋轉肌袖所附著的大結節、小結節、結節間溝從喙肩弓下引出，再滑進喙肩弓下，不斷重複以上動作。

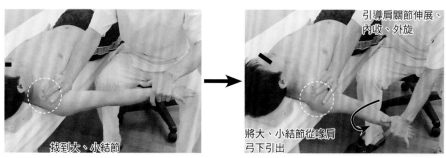

引導肩關節伸展、內收、外旋

找到大、小結節

將大、小結節從喙肩弓下引出

給予朝遠端的滑動刺激

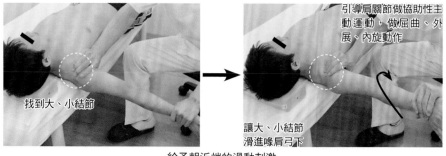

引導肩關節做協助性主動運動，做屈曲、外展、內旋動作

找到大、小結節

讓大、小結節滑進喙肩弓下

給予朝近端的滑動刺激

圖 6-18 分離操作：前上方支持組織的沾黏

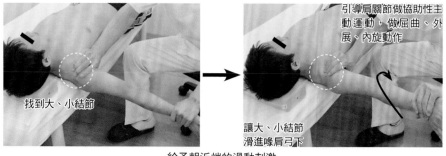

肩關節上方支持組織
沾黏所造成的攣縮

對於前上方支持組織，例如棘上肌前纖維或肩胛下肌上纖維等處的沾黏，分離時要引導肩關節伸展、內收、外旋，將這些部位從喙肩弓下引出，接著讓肩關節以屈曲、外展、內旋的方向收縮，引導這些組織滑進喙肩弓下（圖6-18）。

　對於後上方支持組織，例如棘上肌後纖維或棘下肌上纖維等處的沾黏，分離時，要引導肩關節伸展、內收、內旋，將這些部位從喙肩弓下引出，接著讓肩關節以屈曲、外展、外旋的方向收縮，引導這些組織滑進喙肩弓下（圖6-19）。

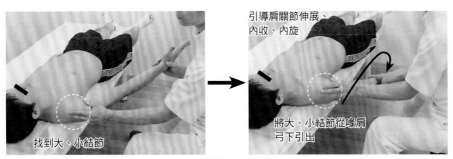

引導肩關節伸展、內收、內旋

找到大、小結節

將大、小結節從喙肩弓下引出

給予朝遠端的滑動刺激

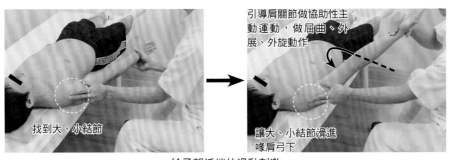

引導肩關節做協助性主動運動，做屈曲、外展、外旋動作

找到大、小結節

讓大、小結節滑進喙肩弓下

給予朝近端的滑動刺激

圖 6-19　分離操作：後上方支持組織的沾黏

③ 旋轉肌間隔（喙肱韌帶）攣縮的伸展方法 [37]

　　這個動作的重點在於，將喙突根部與大、小結節之間的距離反覆地拉近、拉遠，並適當地給予旋轉肌間隔（喙肱韌帶）伸展刺激。

　　喙肱韌帶的伸展操作，要引導肩關節伸展、內收、外旋，重點在於確實摸到喙肱韌帶纖維化（疤痕組織）的位置，感受該處是否緊繃。一旦感受到該處出現緊繃，就要馬上引導肩關節屈曲、外展、內旋，讓該處重新放鬆（圖6-20）。此一操作，就是反覆伸展並放鬆，以達到伸展（stretching）的效果。

　　另一個關鍵是，一邊微調肩關節外旋角度，同時操作伸展、內收的動作。另外，在操作上述的關節動作前，先確實掌握外旋角度、喙肱韌帶緊繃處，可避免引起不必要的疼痛。

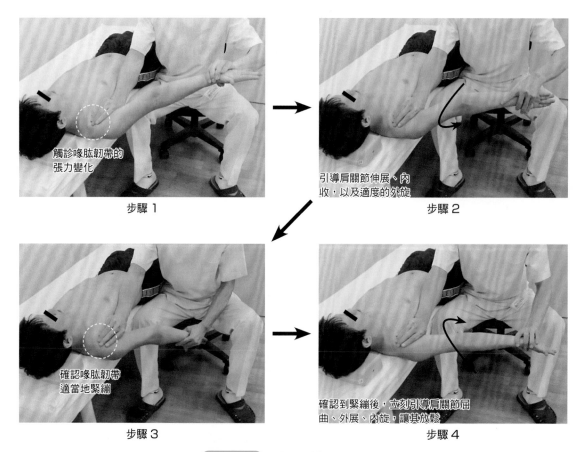

觸診喙肱韌帶的張力變化

步驟 1

引導肩關節伸展、內收，以及適度的外旋

步驟 2

確認喙肱韌帶適當地緊繃

步驟 3

確認到緊繃後，立刻引導肩關節屈曲、外展、內旋，讓其放鬆

步驟 4

圖 6-20　喙肱韌帶的伸展方法

【參考文獻】

1) 二村昭元, 他：肩関節の解剖と MRI. 肩関節の MRI. 佐志隆士（編）, メジ
カルビュー社. 2011, pp2-33.

2) 信原克哉：肩—その機能と臨床 - 第 3 版 -. 医学書院. 2004, pp194-198, 229-
241.

3) 佐志隆士：突き上げと擦れ（インピンジメント）, 肩関節の MRI. 佐志隆
士（編）, メジカルビュー社. 2011, p90-109.

4) Neer CS Ⅱ：Anterior acromioplasty for the chronic impingement
syndrome in the shoulder：a preliminary report. J Bone Joint Surg,
54-A：41-50, 1972.）（Neer CS Ⅱ, et al：supraspinatus outlet. Orthop
Trans, 11：234, 1987.

5) Speer KP, et al：Acromial morphotype in the young asymptomatic
athletic shoulder. J shoulder Elbow Surg 10：434-437, 2001.

6) Ozaki J, et al：Tears of the rotator cuff of the shoulder acromion. A
study in cadavera. J Bone Joint Surg 70：1224-1230.

7) Bigliani LU, et al：The use of pulsing electromagnetic fields to achieve
arthrodesis of the knee following failed total knee arthroplasty. A
preliminary report. J Bone Joint Surg 65：480-485, 1983.

8) 松井健郎, 他：肩峰の骨棘形成と腱板の変化. 肩関節 17：241-245, 1993.

9) 松本正知：肩峰下インピンジメント症候群に対する運動療法. 整形外科運
動療法ナビゲーション 上肢. 林典雄, 他, メジカルビュー社. 2008, pp70-
73.

10) Harryman DT Ⅱ, et al：Translation of humeral head on the glenoid
with passive glenohumeral motion. J bone Joint Surg 72A：1334-1343,
1990.

11) 青木光広, 他：肩峰下インピンジメント. 最新整形外科学大系 肩関節・肩
甲帯. 高岸憲二, 他（編）, 中山書店. 2006, pp230-237.

12) Ticker JB, et al：Recognition and treatment of refractory posterior
capsular contracture of the shoulder. Arthroscopy 16：27-34, 2000.

13) Lukasiewicz AC, et al：Comparison of 3-dimensional scapular
position and orientation between subjects with and without shoulder
impingement. J Orthop Sports Phys Ther 29：574-583, 1999.

14) 小西池泰三, 他：夜間痛を主訴とする高齢者腱板断裂に対する内視鏡手術
（奥津法）. 日整会誌, 75（2）：189, 2001.

15) 小西池泰三, 他：肩峰下滑液包の圧測定—夜間痛との関連—. 日整会誌、
73（2）：461, 1999.）

16) 吉田徹, 他：いわゆる変形性関節症の疼痛について. 整形外科 26（8）：745-752, 1975.

17) 田中幸彦, 他：肩関節周囲炎に続発する夜間痛に対する理学療法と臨床成績. 整形外科リハビリテーション研究会誌 8：9-12, 2005

18) 細居雅敏：夜間痛を合併した肩関節周囲炎に対する運動療法. 整形外科運動療法ナビゲーション 上肢. 林典雄, 他, メジカルビュー社. 2008, pp34-37.

19) 杉本勝正, 他：解剖学. 組織学的所見による病態の推測. 骨・関節・靭帯 6（1）：31-35, 1993.

20) Edelson JG, et al：The coracohumeral ligament；anatomy of a substantial but neglected structure. J Bone Joint Surg 73-B：150-153, 1991.

21) Habermeyer P, et al：Anterosuperior impingement of the shoulder as a result of pulley lesions：A prospective arthroscopic study. J shoulder Elbow Surg, 13：5-12, 2004.

22) Gleason PD, et al：The transverse humeral ligament：a separate anatomical structure or a continuation of the osseous attachment of the rotator cuff ？ -. The Am J Sports Med, 34：72-77, 2006.

23) 杉本勝正：上腕二頭筋長頭・上腕三頭筋長頭の機能解剖と障害. MB Med Reha 73：79-84, 2006.

24) 仲川喜之, 他：上腕骨結節間溝の形態について. 日整会誌 62：S813, 1988.

25) Slätis P, et al：Medial dislocation of the tendon of the long head of the biceps brachii. Acta Orthop Scand 50：73-77, 1979.

26) Werner A, et al：The stabilizing sling for the long head of the biceps tendon in the rotator cuff interval；a histoanatomic study. Am J Sports Med 28：28-31, 2000.

27) Walch G, et al：Tears of the rotator interval. J Shoulder Elbow Surg 3：353-360, 1994.

28) 尾崎二郎：腱板間隙部の機能障害からみた五十肩の病態. 骨・関節・靭帯 6（1）：19-23, 1993.

29) 新井隆三, 他：上腕二頭筋長頭腱の安定化機構 肩甲下筋腱, 上関節上腕靭帯、烏口上腕靭帯の解剖学的構築. 別冊整形外科 58：2-6, 2010.

30) 前田和彦, 他：肩甲下筋腱断裂に対する鏡視下手術. J MIOS 44：59-66, 2007.

31) 林典雄, 他：夜間痛を合併する肩関節周囲炎の可動域制限の特徴とX線学的検討. 理学療法の医学的基礎 6：32, 2002.

32) 山口光圀, 他：肩関節, Cuff-Y exercise. 整形外科理学療法の理論と技術. 山嵜勉（編）, メジカルビュー社. 2001, pp202-251.

33) 奥村晃司：多関節運動連鎖からみた肩甲帯の保存的治療戦略．多関節運動連鎖からみた変形性関節症の保存療法―刷新的理学療法―．井原秀俊，他（編），全日本病院出版会．2009, pp91-101.

34) 林典雄，他：夜間痛を合併する肩関節周囲炎の可動域制限の特徴と X 線学的検討．The Journal of Clinical Physical Therapy7：1-5, 2005.

35) 冨田恭治，他：肩峰下滑液包における自由神経終末の分布と肩関節痛．別冊整形外科, 27：12-14, 1995.

36) 林典雄：五十肩における疼痛の解釈と運動療法．関節外科 30（11），2011.

37) 林典雄：肩関節拘縮の機能解剖学的特性．理学療法 21（2）：357-364, 2004.

肩關節上方支持組織沾黏所造成的攣縮

肩關節上方支持組織
沾黏所造成的攣縮

第 7 章
關節囊韌帶引起的攣縮

1. 關節囊韌帶的功能解剖與臨床發現　　　　　　P188

2. 關節囊韌帶攣縮的評估方法　　　　　　　　　P195

3. 實際的運動治療　　　　　　　　　　　　　　P200

1. 關節囊韌帶的功能解剖與臨床發現

　　關節囊的近端附著於關節唇周圍，遠端的附著位置是從大小結節到解剖頸之間。其中較肥厚的部分稱為盂肱韌帶，能夠增加彈性（圖7-1）。以解剖學的角度，很難區分肩關節之中的關節囊及盂肱韌帶，兩者總是合在一起發揮功能。所以也將兩者合稱為關節囊韌帶（capsular ligament）。

　　由於關節囊韌帶具有生理上的彈性，且關節腔內也保持負壓，因此肩關節得以維持靜態穩定。

　　另外，肩關節囊由許多肌肉包圍，上方為棘上肌、前方為肩胛下肌、後上方為棘下肌、後下方為小圓肌，這些肌肉穩固地附著於周圍[1]。旋轉肌袖深層靠近關節囊處，有部分纖維與關節囊相連[2)3)]，當關節囊張力變高，旋轉肌袖的張力也會變得更穩定。

　　另一方面，位於棘上肌與肩胛下肌之間的稱為旋轉肌間隔，位於肩胛下肌與小圓肌之間的稱為腋窩囊（axillary pouch），這兩處皆不存在旋轉肌袖。

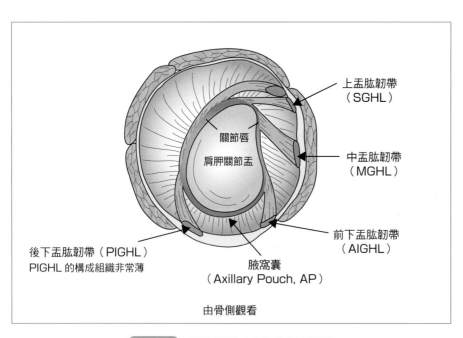

圖 7-1　盂肱韌帶（右）的解剖構造

關節囊有一部分較肥厚，此處的纖維像韌帶一樣具有彈性，稱為盂肱韌帶。小結節的上方是上盂肱韌帶的附著處，小結節內側是中盂肱韌帶附著處，解剖頸前下緣是前下盂肱韌帶附著處，解剖頸後下緣是後下盂肱韌帶的附著處。

① 靜態穩定結構的伸展位置與其功能

肩胛骨側的肩關節囊，從肩胛骨頸部起，包覆至關節唇周圍。附著於肱骨側的肩關節囊，包覆著解剖頸，因此在下垂位時，對於肱骨長軸呈現由外上往內下45°的傾斜[4]。而在肩胛骨面上約45°外展位，是整個關節囊張力最平均的狀態（圖7-2）[5][6]。

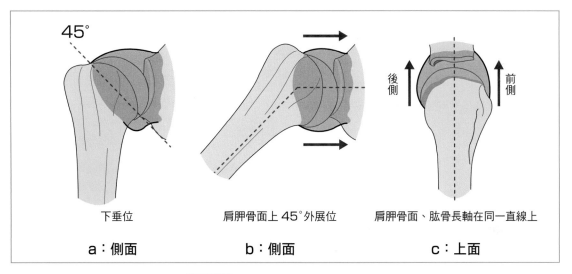

圖 7-2　關節囊韌帶的張力平均位置
肩胛骨面上45°外展位，是關節囊張力最平均的位置。

a）上方結構

在肩關節下垂位，上側關節囊會變得緊繃[6]。上側關節囊的張力，以及肱骨頭的支點構成作用力，會一起從上方支持肱骨頭（圖7-3）[2]。上方支持組織包括上盂肱韌帶（Superior Glenohumeral Ligament, SGHL）、中盂肱韌帶（Middle Glenohumeral Ligament, MGHL），支持著上側關節囊。

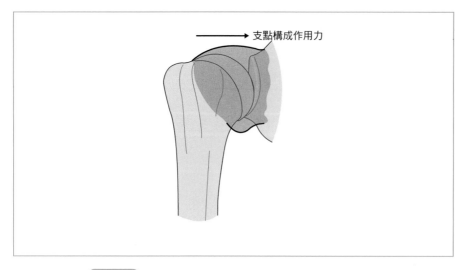

圖 7-3 **上側關節囊在肩關節下垂位的張力及其作用**

上側關節囊的張力，以及肱骨頭的支點構成作用力，會一
起從上方支持肱骨頭。

b）下方結構

　　肩關節在肩胛骨面上外展，會使下側關節囊緊繃[5)~7)]。下側關節囊的張
力，以及肱骨頭的支點構成作用力，會一起從下方支持肱骨頭（圖**7-4**）[2)]。
下方支持組織包括前下盂肱韌帶（Anterior Inferior Glenohumeral Ligament,
AIGHL）、後下盂肱韌帶（Posterior Inferior Glenohumeral Ligament, PIGHL）、
腋窩囊（Axillary Pouch, AP），支持著下側關節囊[8)]。

　　另外，在下方支持組織中最厚的AP，很容易伸展開來但也很容易斷裂[9)]。

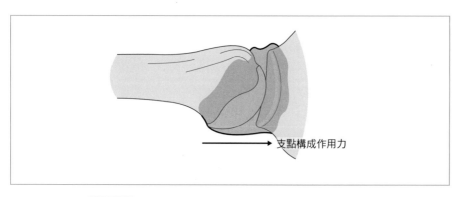

圖 7-4 **下側關節囊在肩關節上提位的張力及其作用**

下側關節囊的張力，以及肱骨頭的支點構成作用力，會
一起從下方支持肱骨頭。

c）前方結構

　　區分肩關節的動作時，可將肩胛骨面作為基準線，前方為內旋區域、後方為外旋區域（圖7-5）。

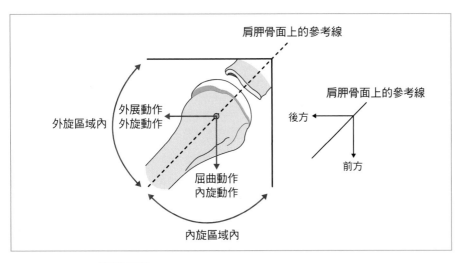

肩胛骨面上的參考線

肩胛骨面上的參考線

外旋區域內

外展動作
外旋動作

後方

前方

屈曲動作
內旋動作

內旋區域內

> **圖7-5**　以肩胛骨面作為軸線區分內、外旋區域
>
> 肩胛骨面的前方為內旋區域、後方為外旋區域。
> 在外旋區域內，前側關節囊會緊繃。
> 在內旋區域內，後側關節囊會緊繃。
> 外展與外旋動作屬於外旋區域，屈曲與內旋動作屬於內旋區域。

　　由於肩關節外展動作（於 Posterolateral pass 上提）屬於外旋區域，因此不必特別做外旋動作，前側關節囊就會緊繃[5]~[7]。此時前側關節囊形成的張力，便會與肱骨頭的支點構成作用力一起，從前方支持肱骨頭（圖7-6）[5]~[7]。

　　外展的初期，緊繃的部位主要在 SGHL 周圍的前上側關節囊，隨著角度增加，緊繃的部位會慢慢地變成 MGHL 與 AIGHL[5]~[7][10][11]。

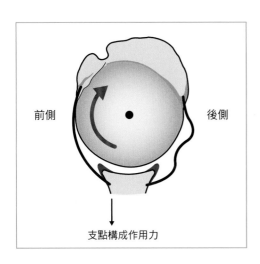

前側

後側

支點構成作用力

> **圖7-6**　前側關節囊在肩關節外旋位的張力及其作用
>
> 前側關節囊的張力，以及肱骨頭的支點構成作用力，會一起從前方支持肱骨頭。

甲）前上側關節囊、SGHL、CHL

在肩下垂位使肩關節外旋的話，前上側關節囊、SGHL、喙肱韌帶（Coraco-Humeral Ligament, CHL）會變得緊繃（圖7-7a）。這些組織緊繃的話，便可在肩下垂位時，穩定肱骨頭，防止肱骨頭向前移動[12)~16)]。

乙）前側關節囊、MGHL

在輕微外展位（約45˚）使肩關節外旋的話，前側關節囊與MGHL會變得緊繃（圖7-7b）[8)13)17)]。這些組織緊繃的話，便可在輕微外展位時，穩定肱骨頭，防止肱骨頭向前移動[13)18)~21)]。

丙）前下側關節囊、AIGHL

在肩外展90˚位使肩關節外旋的話，前下側關節囊與AIGHL會變得緊繃（圖7-7c）。這些組織緊繃的話，便可在肩外展90˚位時，穩定肱骨頭，防止肱骨頭向前移動[16)18)22)~24)]。Apprehension Test的測試結果為陽性的話，表示前下方組織有缺損[5)]。

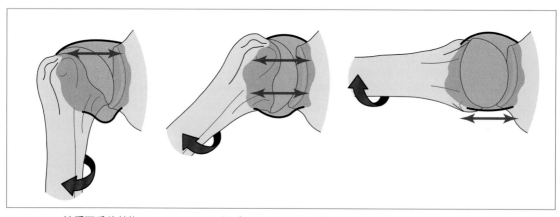

a：於肩下垂位外旋　　　　　b：於肩胛骨面外展45˚後外旋　　　　c：於肩外展90˚位外旋

圖7-7　前方支持構造的緊繃部位

a：於肩下垂位外旋，會使前上側關節囊、SGHL、CHL緊繃。
b：於外展45˚位外旋，會使前側關節囊、MGHL緊繃。
c：於肩外展90˚位外旋，會使前下側關節囊、AIGHL緊繃。

d）後方結構

肩關節屈曲動作（於Anterior pass上提）屬內旋區域，因此不必特別做內旋動作，後側關節囊就會緊繃（圖7-5）[5)~7)]。此時後側關節囊形成的張力，會與肱骨頭的支點構成作用力一起從後方支持骨頭（圖7-8）[5)~7)25)26)27)]。

屈曲的初期，後上側關節囊會緊繃，隨著角度增加，緊繃的部位會慢慢地變成後下側關節囊與PIGHL[5)~7)10)11)]。

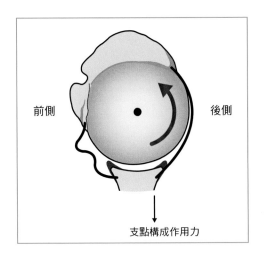

圖 7-8 後側關節囊在肩關節內旋位的張力及
其作用

後側關節囊的張力，以及肱骨頭的支點構成作用
力，會一起從後方支持肱骨頭。

甲）後上側關節囊

在肩下垂位使肩關節內旋的話，後上側關節囊會變得緊繃（圖 7-9a）。後
上側關節囊緊繃的話，可在肩下垂位時穩定肱骨頭，防止向後移動。

乙）後側關節囊

在肩胛骨面的輕微外展位（約45°）內旋的話，整個後側關節囊會變得緊繃
（圖 7-9b）[8]。這部分的組織，會因為由下摸背的動作，或是從肩關節伸展位
內旋，而變得緊繃[25]。

丙）後下側關節囊、PIGHL

在肩水平內收位使肩關節內旋的話，後下側關節囊及 PIGHL 會變得緊繃
（圖 7-9c）。這些組織緊繃的話，便可在肩水平內收位時，防止肱骨頭不穩定
地向後移動[5][6]。

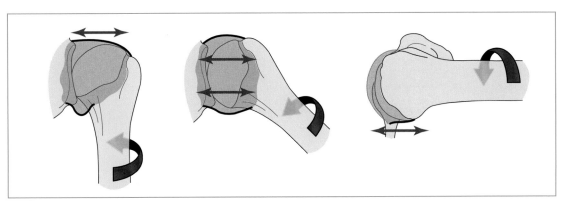

a：於肩下垂位內旋　　b：於肩胛骨面外展 45°後內旋　　c：於肩水平內收位內旋

圖 7-9　後方支持組織的緊繃部位

a：於肩下垂位內旋，後上側關節囊會緊繃。
b：於肩胛骨面外展 45°後內旋，後側關節囊會緊繃。
c：於肩水平內收位內旋，後下側關節囊及PIGHL會緊繃。

② 關節腔內壓力與盂肱關節的功能

關節腔內的壓力變化，會影響關節容量[28]。如果關節囊縮小了，在關節動作時，關節腔內的壓力變動會加大，關節動作會變小；如果是關節囊變得鬆弛，在關節動作時，關節腔內的壓力變動會減少，關節動作也會變大[29]。

若是肩關節囊縮小的攣縮肩，關節動作時，關節腔內的壓力容易上升，會導致疼痛，或是活動範圍明顯受限[30][31]。

另外，若肩關節囊鬆弛，患有動搖肩（loose shoulder），表示關節動作即使達到最大活動範圍，關節囊還是無法產生適當的張力，造成肱骨頭不穩定，甚至可能從關節盂脫位[32]。

③ Oblique translation 理論

正常的情況下，關節動作達到最大活動範圍時，韌帶或關節囊會變得緊繃，關節才能具有正常的活動範圍及穩定度。但若是韌帶或關節囊的伸展性降低，在關節動作達到最大活動範圍之前，關節囊的張力就會到達頂點，並形成一股力道，使肱骨頭移位（圖7-10），這就稱為Oblique translation 理論[27]。

因此，在關節囊等局部範圍發生攣縮的話，就會造成各種功能障礙，例如肱骨頭偏離軌道、發生夾擠等。根據關節囊僵硬的部位不同，會造成不同的夾擠，例如肩峰下夾擠[33]~[35]、喙突下夾擠[36]~[45]、前上側夾擠[46]~[48]等。

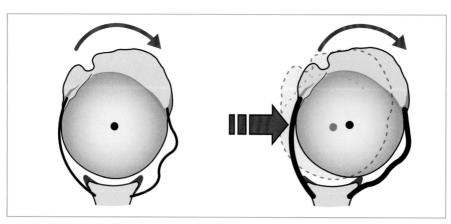

a：正常的關節囊   b：攣縮的關節囊

圖7-10　Oblique translation 理論[27]

韌帶或關節囊在生理上的伸展性降低，表示關節動作到達最大活動範圍之前，關節囊的張力就會到達最高，進而產生作用力使肱骨頭移位。

2. 關節囊韌帶攣縮的評估方法

評估關節囊韌帶的攣縮時，為了正確掌握盂肱關節的活動範圍，需要固定肩胛骨來測量。再加上要盡可能排除肌肉的緊繃，所以要藉由觸診來確認肌肉張力[5]。

有了以上的基礎，接下來會說明如何評估關節囊韌帶的攣縮，以及不同姿勢的評估方法。

① 前上側關節囊、SGHL、CHL 的伸展測試（圖 7-11）

評估時，採取仰臥姿勢。於肩下垂位固定肩胛骨，並從內外旋的 neutral position 開始，引導關節外旋。

若外旋不到 45°，要懷疑前上側關節囊、SGHL、CHL 的伸展性是否降低。若嚴重攣縮，無法達到內外旋的 neutral position，評估結果標記為（－）。

測試的同時，要觸診棘上肌前纖維與肩胛下肌上纖維，藉此確認這些肌肉是否緊繃，另外也能辨認，是不是因為這些肌肉縮短或痙攣，導致活動範圍受限。

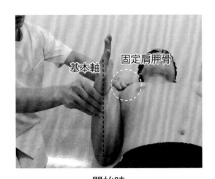
開始時

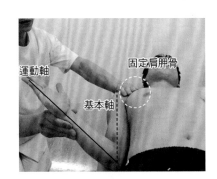
測量時

圖 7-11 前上側關節囊、SGHL、CHL 的伸展測試

於肩下垂位固定肩胛骨。
讓肩關節從內外旋的 neutral position 開始，引導關節外旋，不到 45°
的話，要懷疑前上側關節囊、SGHL、CHL 的伸展性是否降低。

② 前側關節囊、MGHL 的伸展測試（圖 7-12）

評估時，採取仰臥姿勢。使肩關節外展 45°，固定肩胛骨，並從內外旋的 neutral position 開始，引導關節外旋。

若外旋不到 70°，要懷疑前側關節囊、MGHL 的伸展性是否降低。若嚴重攣縮，無法達到內外旋的 neutral position，評估結果標記為（－）。

測試的同時，要觸診肩胛下肌，藉此確認肌肉是否緊繃，另外也能辨認，是不是因為這些肌肉縮短或痙攣，導致活動範圍受限。

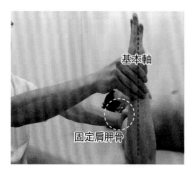

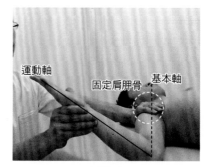

開始時　　　　　　　　　　　　測量時

圖 7-12　前側關節囊、MGHL 的伸展測試

使肩關節外展45°，固定肩胛骨。
讓肩關節從內外旋的neutral position開始，引導關節外旋，不到
70°的話，要懷疑前側關節囊、MGHL的伸展性是否降低。

③ 前下側關節囊、AIGHL 的伸展測試（圖 7-13）

評估時，採取仰臥姿勢。於肩外展 90° 位固定肩胛骨，並從內外旋的 neutral position 開始，引導關節外旋。

若外旋不到 50°，要懷疑前下側關節囊、AIGHL 的伸展性是否降低。若嚴重攣縮，無法達到內外旋的 neutral position，評估結果標記為（－）。若前下側關節囊的攣縮嚴重，無法達到肩外展 90° 位的話，將外展的角度記錄下來。

測試的同時，要觸診肩胛下肌下纖維，藉此確認肌肉是否緊繃，另外也能辨認，是不是因為這些肌肉縮短或痙攣，導致活動範圍受限。

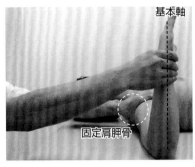 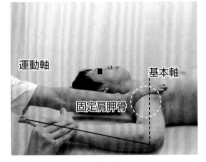

開始時　　　　　　　　　　　　測量時

圖 7-13 前下側關節囊、AIGHL 的伸展測試

於肩外展90度位固定肩胛骨。
讓肩關節從內外旋的neutral position開始，引導關節外旋，不到
50°的話，要懷疑前下側關節囊、AIGHL的伸展性是否降低。

④ 後上側關節囊的伸展測試（圖 7-14）

　　評估時，採取仰臥姿勢。原本後上側關節囊的伸展位置，是從肩下垂位開始
內旋，但是若在肩下垂位內旋，上臂會碰到身體，沒辦法準確檢查。因此檢查
時需先讓肩關節輕微屈曲，固定肩胛骨，從內外旋的neutral position開始，讓
肩關節內旋。

　　若內旋角度不到90°，要懷疑後上側關節囊的伸展性是否降低。若嚴重攣
縮，無法達到內外旋的neutral position，評估結果標記為（－）。

　　測試的同時，要觸診棘上肌後纖維與棘下肌橫向纖維，藉此來確認這些肌肉是
否緊繃，另外也能辨認，是不是因為這些肌肉縮短或痙攣，導致活動範圍受限。

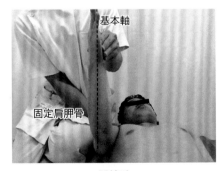 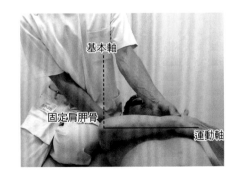

開始時　　　　　　　　　　　　測量時

圖 7-14 後上側關節囊的伸展測試

使肩關節輕微屈曲，並固定肩胛骨。
從內外旋的neutral position開始，讓肩關節內旋。不到90°的
話，要懷疑後上側關節囊的伸展性是否降低。

⑤ 後側關節囊的伸展測試（圖 7-15）

評估時，採取仰臥姿勢。使肩關節在肩胛骨面上外展45°，固定肩胛骨，並從內外旋的neutral position開始，讓肩關節內旋。

若內旋不到70°，要懷疑後側關節囊的伸展性是否降低。若嚴重攣縮，無法達到內外旋的neutral position，評估結果標記為（－）。

測試的同時，要觸診棘下肌斜向纖維，藉此確認肌肉是否緊繃，另外也能辨認，是不是因為這些肌肉縮短或痙攣，導致活動範圍受限。

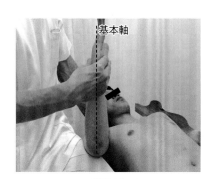
開始時

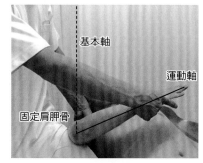
測量時

圖 7-15 後側關節囊的伸展測試
使肩關節在肩胛骨面上外展45°，並固定肩胛骨。
讓肩關節從內外旋的neutral position開始內旋，角度不到70°
的話，要懷疑後側關節囊的伸展性是否降低。

⑥ 後下側關節囊、PIGHL 的伸展測試（圖 7-16）

評估時，採取仰臥姿勢。於肩水平內收位固定肩胛骨，並從內外旋的neutral position開始，使肩關節內旋。

若內旋角度不到50°，要懷疑後下側關節囊、PIGHL的伸展性是否降低。若關節嚴重攣縮，無法達到內外旋的neutral position，評估結果標記為（－）。若後下側關節囊的嚴重攣縮，沒辦法達到肩水平內收位的話，將屈曲的角度記錄下來。

測試的同時，要觸診棘下肌斜向纖維與小圓肌，藉此確認這些肌肉是否緊繃，另外也能辨認，是不是因為這些肌肉縮短或痙攣，導致活動範圍受限。

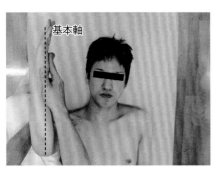

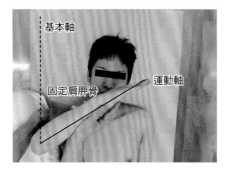

開始時   測量時

圖 7-16   後下側關節囊、PIGHL 的伸展測試

於肩水平內收位固定肩胛骨。
從內外旋的neutral position開始，讓肩關節內旋，達不到50°
的話，要懷疑後下側關節囊、PIGHL的伸展性是否降低。

199

3. 運動治療的具體方式

接下來將會介紹運動治療的具體方式，也就是能改善關節囊韌帶攣縮的伸展方法。

要讓關節囊韌帶得到伸展性，必須確實針對目標部位施予伸展刺激。我們使用的伸展方法，綜合了肩關節的上提及迴旋動作[2]。至於肌肉伸展的負荷量該如何拿捏呢？一旦關節囊緊繃、關節無法活動時，就可以停止操作，但要達到效果，必須反覆操作[49]。

另外，使關節囊韌帶伸展時，最重要的一點，就是要先充分緩解肌肉痙攣再進行，才能確實地給予關節囊伸展刺激。因此，首先要改善旋轉肌袖的痙攣，下一步再來伸展關節囊韌帶，照這樣的順序施行，運動治療才會有效。改善旋轉肌袖痙攣的方法，請參照第5章的第123～137頁，這些操作可以使大多數患者的活動範圍獲得改善。

① 前上側關節囊、SGHL、CHL 的伸展方法（圖7-17）

以仰臥姿勢進行治療。使肩關節外展20～30°，一手扶著肱骨頭後側，另一手扶著上臂，作為起始位置。

伸展時，一邊調整肩關節的外旋角度，讓肱骨頭向前移位的同時，反覆操作伸展、內收動作。另外，也要配合前上側關節囊、SGHL、CHL的伸展程度，增加肩關節外旋角度。

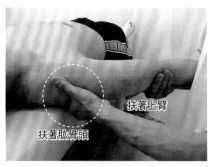
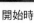

開始時

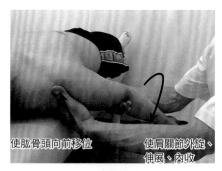

伸展時

圖 7-17 前上側關節囊、SGHL、CHL 的伸展方法

使肩關節外展20～30°，一手扶著肱骨頭後側，另一手扶著上臂，作為起始位置。
伸展時，一邊調整肩關節的外旋角度，也要使肱骨頭向前移位，並重複操作伸展、內收動作。
另外，也要配合前上側關節囊、SGHL、CHL的伸展程度，增加肩關節外旋角度。

② 前側關節囊、MGHL 以及前下側關節囊、AIGHL 的伸展方法
（圖7-18·19）

以仰臥姿勢進行治療。使肩關節在肩胛骨面上外展30°，一手扶著肱骨頭後側，另一手扶著上臂，作為起始位置。

伸展時，一邊調整肩關節的外旋角度，使肱骨頭向前移位，並重複操作伸展動作，前側關節囊與MGHL就會伸展開來。再來，一邊增加肩關節的外展角度，一邊做外旋動作，前下側關節囊與AIGHL就會伸展開來。

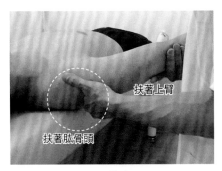
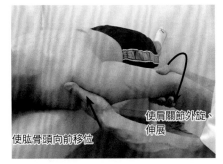

開始時　　　　　　　　　　　　　　伸展時

> 圖 7-18　**前側關節囊、MGHL 的伸展方法**
>
> 使肩關節在肩胛骨面上外展30°，一手扶著肱骨頭後側，另一手扶著上臂，作為起始位置。
> 伸展時，一邊調整肩關節的外旋角度，同時使肱骨頭向前移位，並重複操作伸展動作。

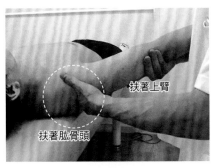

開始時　　　　　　　　　　　　　　伸展時

> 圖 7-19　**前下側關節囊、AIGHL 的伸展方法**
>
> 使肩關節在肩胛骨面上外展45°，一手扶著肱骨頭後側，另一手扶著上臂，作為起始位置。
> 伸展時，一邊增加肩關節的外旋角度，同時使肱骨頭向前移位，並重複操作外旋動作。

③ 後上側關節囊的伸展方法（圖 7-20）

以仰臥姿勢進行治療。使肩關節屈曲 20～30°，一手扶著肱骨頭前側，另一手扶著上臂，作為起始位置。

伸展時，使肱骨頭向後移位，一邊調整肩關節的內旋角度，並重複操作伸展、內收動作。配合後上側關節囊的伸展程度，增加肩關節的內旋角度。

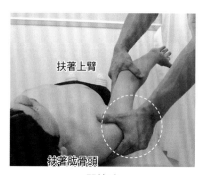
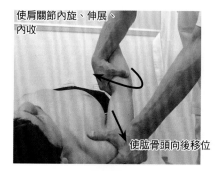

開始時　　　　　　　　　　　　　伸展時

圖 7-20　後上側關節囊的伸展方法

使肩關節屈曲 20～30°，一手扶著肱骨頭前側，另一手扶著上臂，作為起始位置。
伸展時，一邊調整肩關節的內旋角度，一邊使肱骨頭向後移位，並重複操作伸展、內收動作。

④ 後側關節囊的伸展方法（圖 7-21）

以仰臥姿勢進行治療。使肩關節在肩胛骨面上外展 30°，一手扶著肱骨頭前側，另一手扶著上臂，作為起始位置。

伸展時，使肱骨頭向後移位，並重複肩關節的內旋動作。配合後側關節囊的伸展程度，增加肩關節的內旋角度。

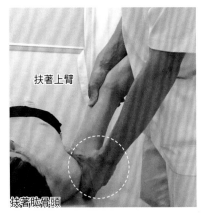
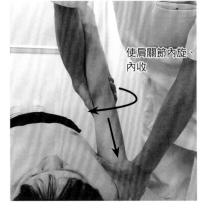

扶著上臂

使肩關節內旋、內收

扶著肱骨頭

開始時　　　　　　　　　　　　伸展時

圖 7-21　後側關節囊的伸展方法

使肩關節在肩胛骨面上外展30°，一手扶著肱骨頭前側，另一手扶著上臂，作為起始位置。

伸展時，一邊調整肩關節的內旋角度，一邊使肱骨頭向後移位，並重複操作內收動作。

⑤ 後下側關節囊、PIGHL 的伸展方法（圖 7-22）

　　以仰臥姿勢進行治療。使肩關節在肩胛骨面上外展45°，一手扶著肩帶，並放在肱骨頭前側，另一手扶著肱骨。

　　伸展時要固定住肩帶，一邊調整肩關節的內旋角度，使肱骨頭向後移位，並操作屈曲、內收動作。配合後下側關節囊與PIGHL的伸展程度，增加肩關節的內旋角度。

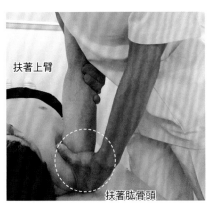
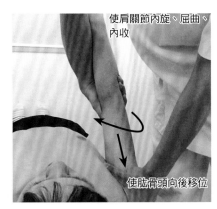

扶著上臂

使肩關節內旋、屈曲、內收

扶著肱骨頭

使肱骨頭向後移位

開始時　　　　　　　　　　　　伸展時

圖 7-22　後下側關節囊、PIGHL 的伸展方法

使肩關節在肩胛骨面上外展45°，一手扶著肱骨頭前側，另一手扶著上臂，作為起始位置。

伸展時，一邊調整肩關節的內旋角度，一邊使肱骨頭向後移位，並重複操作屈曲、內收動作。

⑥ AP 的伸展方法（圖7-23）

以仰臥姿勢進行治療。使肩關節在肩胛骨面上外展60°，一手扶著肩帶，放在肱骨頭上側，另一手扶著肱骨。

伸展時，使肱骨頭向下移位，並重複肩關節的外展動作。配合 AP 的伸展程度，增加肩關節的外展角度。

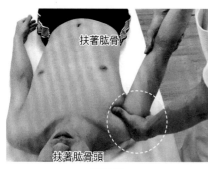

開始時　　　　　　　　　　　　　伸展時

圖 7-23　AP 的伸展方法

使肩關節在肩胛骨面上外展60°，一手扶著肱骨頭上側，另一手扶著肱骨，作為起始位置。

伸展時，使肱骨頭向下移位，並在肩胛骨面上重複外展動作。

【參考文獻】

1) 秋田恵一：肩の機能解剖．実践反復性肩関節脱臼．菅谷啓之（編），金原出版株式会社．2010, pp20-28.

2) 林典雄, 他：後方腱板と肩関節包との結合様式について．理学療法学 23 (8)：522-527, 1996.

3) 吉田篤, 他：肩関節の解剖．関節外科 15 (2)：28-38, 1996.

4) 望月智之, 他：肩関節鏡手術のための局所解剖．肩関節鏡視下手術．米田稔, 文光堂．2010. pp10-16.

5) 林典雄：機能解剖学的触診技術 上肢 第2版，メジカルビュー社．2011, pp130-133.

6) 林典雄, 他：肩関節の機能解剖．MB Med Reha73：1-8, 2006.

7) 熊谷匡晃：関節鏡視下肩関節包全周切離術後の運動療法．整形外科運動療法ナビゲーション 上肢．林典雄, 他，メジカルビュー社．2008, pp30-33.

8) 和田卓郎, 他：モーション解剖アトラス 上肢・体幹．青木光広（編），メジカルビュー社．2008, pp2-35.

9) Bigliani LU, et al：Tensile properties of the glenohumeral ligament. J Orthop Res 10：187-197, 1992.

10) Burkart AC, et al：Anatomy and function of the glenohumeral ligaments in anterior shoulder instability. Clin Orthoprelat Res 400：32-39, 2002.

11) Wilk KE, et al：Current concepts：the stabilizing structures of the glenohumeral joint. J Orthop Sports PhysTher 25：364-379, 1997.

12) Patel PR, et al：Anatomy and biomechanics of the coracohumeral and superior glenohumeral ligaments. Trans Orthop Res Soc 21：702, 1996.

13) O'Connell PW, et al：The contribution of the glenohumeral ligaments to anterior stability of the shoulder joint. Am J Sports Med 18：579-584, 1990.

14) Ovesen J, et al：Stability of the shoulder joint. Cadaver study of stabilizing structures. Acta Orthop Scand 56：149-151, 1985.

15) Harryman DT, et al：The role of the rotator interval capsule in passive motion and stability of the shoulder. J Bone Joint Surg74A：53-66, 1992.

16) Warner JJ, et al：Static capsuloligamentous restraints to superior-inferior translation of the glenohumeral joint. Am J Sports Med 20：675-685, 1992.

17) Debski RE, et al：In situ force distribution in the glenohumeral joint capsule during anterior-posterior loading. J Orthop Res 17：769-776, 1999.

關節囊靭帶引起的攣縮

18) Debski RE, et al：Contribution of the passive properties of the rotator cuff to glenohumeral stability during anterior-posterior loading. J shoulder Elbow Surg 8：324-329, 1999.

19) Urayama M, et al：Function of the 3 portions of the inferior glenohumeral ligament：a cadaveric study. J shoulder Elbow Surg 10：589-594, 2001.

20) Turkel SJ, et al：Stabilizing mechanisms preventing anterior dislocation of the glenohumeral Joint. J Bone Joint Surg 63A：1208-1217, 1981.

21) Ferrari DA, et al：Capsular ligaments of the shoulder. Anatomical and functional study of the anterior superior capsule. Am J Sports Med 18：20-24, 1990.

22) Schwartz RE, et al：Capsular restrains to anterior-posterior motion of the abducted shoulder. Orthop Trans 12：727, 1988.

23) Warner JJ, et al：Static capsuloligamentous restraints to superior-inferior translation of the glenohumeral joint. Am J Sports Med 20：675-685, 1992.

24) Bowen MK, et al：Ligamentous control of shoulder stability based on selective cutting and static translation experiments. Clin Sports Med 10：757-782, 1991.

25) Izumi T, et al：Stretching position for the posterior capsule of the glenohumeral joint：Strain measurement using cadaver speciments. AM J Sports Med, 2008.

26) Wuelker N, et al：Dynamic glenohumeral joint stability. J Shoulder Elbow Surg 7：43-52, 1998.

27) Matsen FA Ⅲ et al：Glenohumeral instability. The shoulder, Rockwood CA, et al（eds）, WB Saunders, Philadelphia, pp611-754, 1998.

28) 皆川洋至, 他：肩の機能解剖と病態. 肩関節鏡視下手術. 米田稔, 文光堂. 2010. pp2-9.

29) 岩堀祐介：肩関節拘縮に対する手術適応と術式. 肩関節鏡視下手術. 米田稔（編）, 文光堂. 2010, pp155-167.

30) 尾崎二郎：腱板間隙部の機能障害からみた五十肩の病態. 骨・関節・靭帯 6（1）：19-23, 1993.

31) 佐志隆士：不安定肩, 肩関節の MRI. 佐志隆士（編）, メジカルビュー社. 2011, pp90-109, p182-199.

32) Harryman DT Ⅱ, et al：Translation of humeral head on the glenoid with passive glenohumeral motion. J bone Joint Surg 72A：1334-1343, 1990.

33) Neer CS. Impingement lesion. Clin Orthop 173：70-77, 1983.

34) 青木光広，他：肩峰下インピンジメント．最新整形外科学大系肩関節・肩甲帯．高岸憲二，他（編），中山書店．2006, pp230-237.

35) Ticker JB, et al：Recognition and treatment of refractory posterior capsular contracture of the shoulder. Arthroscopy 16：27-34, 2000.

36) Goldtewait JE：An anatomic and mechanical study of the shoulder-joint, explaining many of cases of painful shoulder, many of the recurrent dislocations, and many of the cases of brachial neuralgias or neuritis. Am J Orthop Surg 6：579-606, 1909.

37) Gerber, C. , et al：The role of the coracoid process in the chronic impingement syndrome. J Bone Joint Surg 67B：703-708, 1985.

38) Paulson, M. M. , et al：Coracoid impingement syndrome. Rotator interval reconstruction, and biceps tenodesis in the overhead athlete. Orthop Clin North Am 32：485-493, 2001.

39) LO IK, et al：The etiology and assessment of subscapularis tendon tears；a case for subcoracoid impingement, the roller-wringer effect, and TUFF lesions of the subscapularis. Arthroscopy 19：1142-1150, 2003.

40) 山崎哲也：烏口突起下インンピンジメントに対する鏡視下烏口突起形成術．別冊整形外科 58：197-201, 2010.

41) Kragh JF, et al：Primary coracoid impingement syndrome. Am J Orthop 33：229-232, 2004.

42) Patte D：The subcoracoid impingement. Clin Orthop 254：55-59, 1990.

43) Paulson MM, et al：Coracoid impingement syndrome, rotator interval reconstruction, and biceps tenodesis in the overhead athlete. Orthop Clin North Am 32：485-493, 2001.

44) 伊藤陽一，他：インピンジメント症候群の管理．MB Orthop 21：23-30, 2008.

45) 水掫貴満，他：腱板断裂を含むインピンジメント症候群における烏口突起形成術．別冊整形外科 58：191-196, 2010.

46) Gerber C, et al：Impingement of the deep surface of the subscapularis tendon and the reflection pulley on the anterosuperiorglenoid rim：A preliminary report. J Shoulder Elbow Surg 9：483-490, 2000.

47) 森大祐，他：前上方関節内インピンジメントを呈した肩甲下筋腱関節面不全断裂単独例に対する鏡視下腱板修復術の治療経験．JOSKAS 35：500-505, 2010.

48) Habermeyer P, et al：Anterosuperior impingement of the shoulder as a result of pulley lesions：a prospective arthroscopic study. J Shoulder Elbow Surg 13：5-12, 2004.

49) 村木孝行：臨床における硬さ（stiffness）の基礎と評価と治療への応用．整形外科リハビリテーション研究会誌 vol13：37-41,2010.

第8章

肩帶功能障礙與肩關節活動範圍（攣縮）的關聯

1. 肩帶周圍肌肉的功能解剖與壓痛的檢查方式　　　P210

2. 肩胸關節的功能低下　　　　　　　　　　　　P219

3. 肩帶周圍攣縮的評估方式　　　　　　　　　　P221

4. 運動治療的具體方式　　　　　　　　　　　　P222

1. 肩帶周圍肌肉的功能解剖與壓痛的檢查方式

肩胸關節是連接軀幹和上臂的功能學上的關節，除此之外，肩帶周圍的肌肉，也對於肩胛骨的固定起了很大的作用。

肩關節活動時，會帶動肩胛骨活動，以肩鎖關節為支點，進行三度空間的迴旋。舉例來說，當肩關節屈曲或外展時，肩胛骨會向上迴旋並後傾；當肩關節伸展或內收時，肩胛骨會向下迴旋並前傾。諸如此類，肩胛骨的動作，是靠著肩胛骨和軀幹間相連的肌群所完成，也是這些肌群在維持盂肱關節的協調性。

①斜方肌

a）斜方肌的功能解剖

斜方肌的不同部分，負責肩胛骨的不同動作：上纖維負責肩胛骨上提，中纖維負責肩胛骨內收，下纖維負責肩胛骨的下壓動作。除了本身的作用之外，斜方肌還會和前鋸肌產生協同動作，讓肩胛骨向上迴旋（圖8-1、圖8-2）。

關於斜方肌上纖維的解剖學研究中，有許多案例發現異常解剖構造，像是：在枕骨附著處變得扁薄、缺少項韌帶（Nuchal ligament）[1]、附著處和胸鎖乳突肌的附著處混在一起[2]、上纖維脫離中下纖維獨立存在等，可知各種異常的解剖構造並不罕見[3]。因此，在觸診和治療時，也要把這些可能放在腦中，以做出合適的處置。

斜方肌的中纖維，會和脊椎相互連接，形成菱形狀分布的肌肉，稱為腱鏡（Speculum rhomboideum）[2]。固定單側胸椎時，可使另一側肩胛骨的內收動作更有效率。

斜方肌下纖維會隨著肩關節的上提而變化，上提角度越高，下纖維的動作量也越大；在Zero position時，斜方肌下纖維能固定肩胛骨，這是十分重要的功能[4]~[9]。

b）斜方肌的壓痛表現

斜方肌在維持肩胛骨的活動度、穩定度、姿勢維持上，具有重要的意義，但在肩關節攣縮的患者身上，卻鮮少出現斜方肌壓痛的情形。

② 前鋸肌

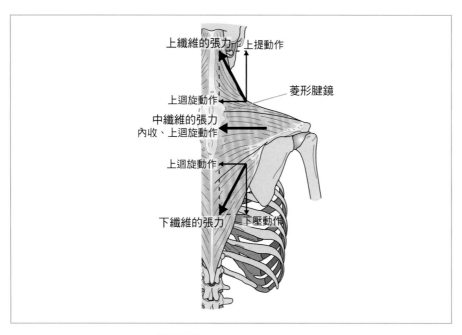

圖 8-1　斜方肌的功能解剖

上纖維的張力，會產生兩個向量，讓肩胛骨上提及向上迴旋。
中纖維的張力，也有兩個向量，分別會讓肩胛骨內收和向上迴旋。
下纖維的張力會產生兩個向量，使肩胛骨下壓和向上迴旋。

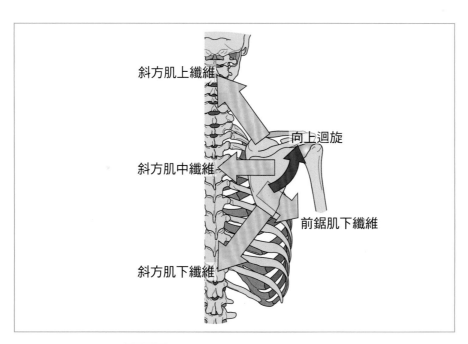

圖 8-2　上迴旋肌群對肩胛骨產生的作用

透過斜方肌和前鋸肌的協同運動，使上迴旋的動作能夠順利完成。

② 前鋸肌

a）前鋸肌的功能解剖

前鋸肌的功能，可分成上肌束和下肌束。上肌束的纖維起始於第1肋和第2肋，止於肩胛骨上角，能夠讓肩胛骨外展、向下迴旋。下肌束是其他止於上角以外的纖維，起始於第2肋的局部及第3肋，止於下角的內緣，能讓肩胛骨外展；另外，起始於第4肋到第9肋之間，止於下角的前鋸肌纖維，能讓肩胛骨外展、向上迴旋[7]。並且，前鋸肌和斜方肌的協同運動，可讓肩胛骨向上迴旋，同時也能將肩胛骨內緣拉向胸廓，更靠近軀幹（圖8-2、圖8-3）[7]。

前鋸肌基本上是由胸長神經支配，不過，支配上肌束的，還有從第5、6頸神經根分出往提肩胛肌和菱狀肌的分支[2][10][11]，這是由於在解剖學、功能學上，這樣的分布方式對於下迴旋肌群的支配較為容易。

前鋸肌的肋骨附著處，和腹外斜肌呈鋸齒狀交錯[12]，稱作Gerdy Line[2]。有腹外斜肌固定住胸廓，前鋸肌對於肩胛骨的作用就能更有效果。

前鋸肌和大、小菱狀肌都是附著在肩胛骨內緣，互為內收、外展的拮抗肌，能協同作用使肩胛骨固定於胸廓（圖8-4）[12]。胸長神經麻痺等，造成前鋸肌功能障礙，導致翼狀肩胛，將使得肩關節的屈曲功能顯著降低（圖8-4）[7]。

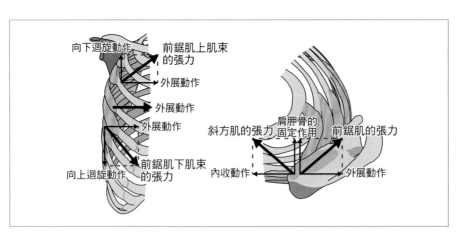

圖8-3 前鋸肌對肩胛骨的作用

上肌束的張力，能夠讓肩胛骨外展、向下迴旋。
下肌束的張力，依照不同位置可分成兩種：距離肩胛骨的旋轉軸心較近的肌纖維，只單純負責肩胛骨外展；集中於下角的纖維，負責肩胛骨外展和向上迴旋。另外，前鋸肌和斜方肌之間的協同作用，將肩胛骨固定於胸廓。

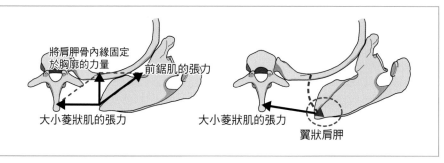

大、小菱狀肌和前鋸肌的合力　　　　　　　　前鋸肌的功能低下

圖 8-4　前鋸肌和菱狀肌的合力、肩胛骨固定作用、翼狀肩胛

前鋸肌和大、小菱狀肌的合力，可產生牽引力，讓肩胛骨的內緣固定於胸廓（左圖）。當前鋸肌功能低下，失去固定肩胛骨的作用，導致肩關節屈曲時，肩胛骨內緣浮起，呈現翼狀肩胛（右圖）。

b）前鋸肌的壓痛檢查方式

前鋸肌的壓痛，通常出現在上肌束。

上肌束的壓痛好發位置，是在上角往外2指幅、稍微偏腹側的地方（斜方肌上纖維前側）；若在這個位置施壓，可以觸診到第1肋骨（圖8-5）[12]。

一邊觸診第1肋骨，一邊引導肩胛骨內收、向上迴旋，可察覺上肌束出現緊繃。透過這個操作，可以確認上肌束的壓痛。

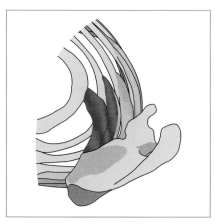

■壓痛好發部位

確認壓痛，觸診肌肉緊繃程度

引導肩胛骨動作

圖 8-5　前鋸肌的壓痛好發部位與評估

上肌束的壓痛好發位置，是在上角往外2指幅、稍微偏腹側的位置，也是第1肋附近。檢查是否有壓痛時，可一邊觸診第1肋，一邊引導肩胛骨內收、向上迴旋，這樣就能確認上肌束是否出現緊繃。

③菱狀肌

a）菱狀肌的功能解剖

　　菱狀肌的作用，是讓肩胛骨內收，以及透過胸小肌、提肩胛肌的協同作用，使肩胛骨向下迴旋（圖8-6、圖8-7）。

　　菱狀肌由背肩胛神經支配；橫頸動脈走在斜方肌之下，其中，動脈的深枝（同時是穿通枝）也是菱狀肌的分界，將菱狀肌分成大菱狀肌和小菱狀肌 [2][13]。小菱狀肌的腱膜和提肩胛肌是相連的 [2]，觸診和治療時要記得這點，以做出適當的判斷。

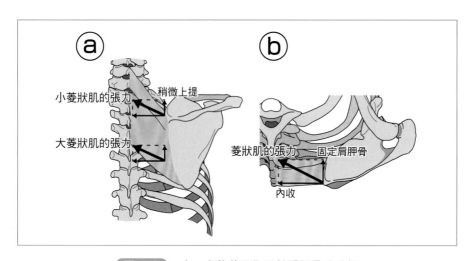

圖8-6　大、小菱狀肌作用於肩胛骨的功能

a：菱狀肌在冠狀面上的作用
b：菱狀肌在水平面上的作用

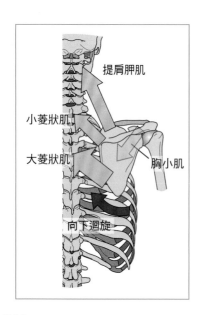

圖8-7　下迴旋肌群對肩胛骨的作用

大小菱狀肌、提肩胛肌、胸小肌的協同運動，使下迴旋的動作能夠順利完成。

b）菱狀肌的壓痛檢查方式

　　菱狀肌的壓痛，常出現於大、小菱狀肌的脊柱側。另外，肩胛骨內緣也是壓痛的好發部位（圖**8-8**）[14]。

　　檢查大菱狀肌的壓痛時，先觸診肩胛棘三角區遠側的內緣，然後引導肩胛骨外展、向上迴旋，確認大菱狀肌的緊繃程度。透過這項操作，可以確認大菱狀肌的壓痛位置及壓痛的有無。

　　檢查小菱狀肌的壓痛時，先觸診肩胛棘近側的內緣，接著引導肩胛骨外展、向上迴旋，然後確認小菱狀肌的緊繃程度。透過這項操作，可以確認小菱狀肌的壓痛。

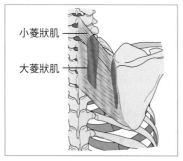
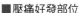

小菱狀肌
大菱狀肌

■壓痛好發部位

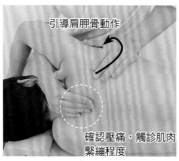

引導肩胛骨動作
確認壓痛，觸診肌肉緊繃程度

大菱狀肌

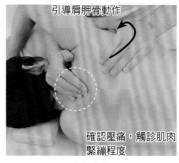

引導肩胛骨動作
確認壓痛，觸診肌肉緊繃程度

小菱狀肌

圖 8-8　大、小菱狀肌的壓痛好發部位與評估

菱狀肌的壓痛，常出現於大、小菱狀肌的脊柱側，以及肩胛骨內緣。
檢查大菱狀肌的壓痛時，先觸診肩胛棘三角區遠側的內緣。接著，引導肩胛骨外展、向上迴旋，此時可確認到大菱狀肌的緊繃程度。
檢查小菱狀肌的壓痛時，先觸診肩胛棘近側的內緣。接著，引導肩胛骨外展、向上迴旋，此時可確認到小菱狀肌的緊繃程度。

④提肩胛肌

a）提肩胛肌的功能解剖

　　提肩胛肌的作用是讓肩胛骨上提，另外，透過和大、小菱狀肌、胸小肌的協同運動，可讓肩胛骨向下迴旋（圖**8-7**、圖**8-9**）。

　　提肩胛肌除了附著於頸椎，也附著於顳骨的乳突部[1]、枕骨[17]等部位，附著處廣泛，這項特點使提肩胛肌維持了肩胛骨的懸吊狀態[15][16]。

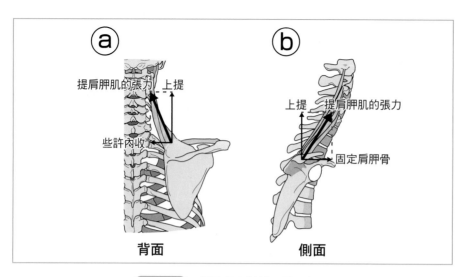

圖 8-9　提肩胛肌對肩胛骨的作用
a：提肩胛肌在冠狀面上的作用
b：提肩胛肌在矢狀面上的作用

b）提肩胛肌的壓痛檢查方式

提肩胛肌的壓痛位置，通常分布在整個肌腹。尤其在肩胛骨上角附近、頸椎橫突的附著處之間，都是容易出現壓痛的位置（圖8-10）[7][14]。

檢查提肩胛肌的壓痛時，先觸診第1～4節頸椎橫突，接著引導肩胛骨上角做出下壓、向上迴旋，此時可確認提肩胛肌的緊繃程度。透過這項操作，可以確認提肩胛肌的壓痛位置及壓痛的有無。

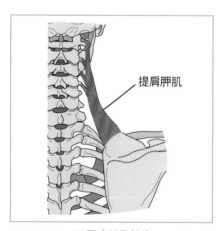

■ 壓痛好發部位

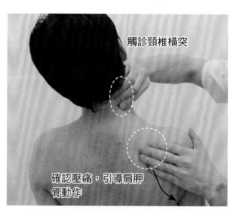

圖 8-10　提肩胛肌的壓痛好發部位與評估

提肩胛肌的壓痛，通常分布在整個肌腹，尤其是肩胛骨上角附近。檢查提肩胛肌的壓痛時，先觸診第1～4節頸椎橫突，接著引導肩胛骨上角做出下壓、向上迴旋，確認提肩胛肌的緊繃程度。

⑤胸小肌

a）胸小肌的功能解剖

胸小肌的作用，是讓肩胛骨下壓、前傾；也透過和菱狀肌、提肩胛肌的協同運動，參與肩胛骨的下迴旋動作（圖8-7、圖8-11）。當肩胛骨固定住時，胸小肌也會參與到肋骨的上提[7]。

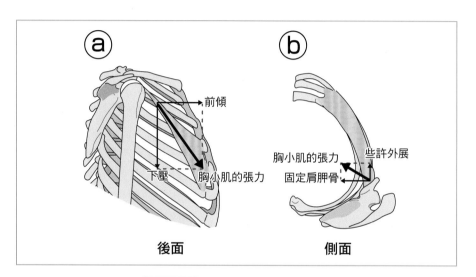

圖8-11 **胸小肌對肩胛骨的作用**
a：胸小肌在冠狀面上的作用
b：胸小肌在水平面上的作用

b）胸小肌的壓痛檢查方式

胸小肌的壓痛，常出現於整個肌肉的肌腹（圖8-12）。其中，在喙突往遠側2～3指幅的範圍，常出現強烈的壓痛。加上此部位的深處有臂神經叢通過，胸小肌張力過強的時候，也會在上臂出現放射性疼痛或痠麻感。

檢查胸小肌的壓痛時，先觸診喙突遠側，接著引導肩胛骨上提、後傾、向上迴旋，此時可確認到胸小肌的緊繃狀況。透過這項操作，能確認胸小肌的壓痛位置及壓痛的有無。

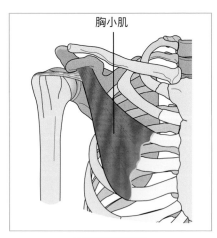

胸小肌

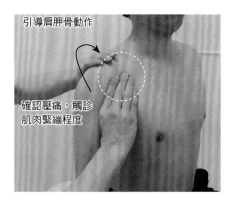

引導肩胛骨動作

確認壓痛，觸診
肌肉緊繃程度

■壓痛好發部位

圖 8-12　胸小肌的壓痛好發部位與評估

胸小肌的壓痛，常出現於整個胸小肌的肌腹，尤其是喙突再往遠側2
～3指幅的地方，且因有臂神經叢通過深處，上臂常會出現放射性疼
痛或痠麻感。

檢查胸小肌的壓痛時，先觸診喙突遠側。接著引導肩胛骨上提、後
傾、向上迴旋，此時可確認胸小肌的緊繃程度。

2. 肩胸關節的功能低下

肩關節因為有盂肱關節和肩胸關節，才獲得如此大的活動範圍。上迴旋肌群的功能低下、下迴旋肌群過度緊繃等，都會阻礙肩胛骨原本的動作，造成續發性的盂肱關節功能障礙，或者產生疼痛。另外，因為肩關節攣縮產生的不良姿勢（肩胛骨呈現外展、下迴旋位置）如果長期地持續，會因為臂神經叢緊繃，併發疼痛症狀，結果攣縮的問題又更難治療。

① 肩帶的功能障礙與肩峰下夾擠症候群的關聯

肩關節的上提會帶動肩胛骨的後傾、內收、向上迴旋，鎖骨也會連帶地上提、伸展（向後）、向後迴旋。但是，肩帶功能如果出現問題，肩胛骨將難以後傾、上迴旋，造成喙肩弓變得狹窄，引發肩峰下夾擠症候群（圖 8-13）[18]～[20]。

肩關節上提伴隨的肩胛骨、鎖骨動作，之所以會跟著受影響，是由於下迴旋肌群的痙攣和縮短，以及前胸周圍的韌帶缺少伸展性[21]。

也就是說，原本前鋸肌可讓肩胛骨外展、菱狀肌可使肩胛骨內收、提肩胛肌可讓肩胛骨上提、胸小肌可讓肩胛骨前傾；一旦這些肌肉出現問題，原本的作用受限制，就讓肩胛骨的生理動作受限。除了肌肉成因之外，支撐肩鎖關節和胸鎖關節的各種韌帶，如果發生攣縮，也會讓肩胛骨的動作受到阻礙。例如：肩鎖韌帶後側之於肩胛骨的外展動作、肩鎖韌帶前側之於肩胛骨內收、錐狀韌帶之於棘鎖角增加（肩胛骨向上迴旋）、菱形韌帶之於棘鎖角減少（肩胛骨向下迴旋）、前胸鎖韌帶和鎖骨間韌帶之於鎖骨伸展、肋鎖韌帶之於鎖骨上提。以上也都會因為韌帶攣縮，導致動作受限[7]。

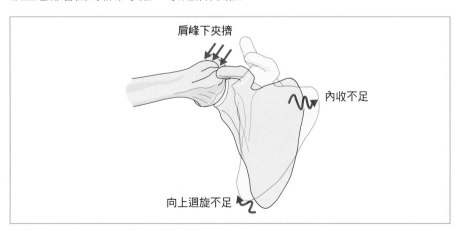

圖 8-13 **肩胛骨的動作障礙，連帶造成肩峰下夾擠**

肩關節上提時，如果肩胛骨後傾不足（或前傾幅度增加）、內收不足（或外展程度增加）、向上迴旋不足，都會讓喙肩弓變得狹窄，引發肩峰下夾擠的症狀。

②肩帶的不良姿勢及動作障礙，兩者與胸廓出口症候群的關聯

肩關節上方支持組織如果出現沾黏、疤痕，患者會呈現肩胛骨外展加向下迴旋、鎖骨下壓並屈曲，這是典型的疼痛迴避姿勢[22]。長期維持疼痛迴避姿勢，會造成臂神經叢的壓迫，併發胸廓出口症候群（圖8-14）[23]～[25]。一旦肩關節在動作時伴隨上臂疼痛、痠麻感，就很難執行關節攣縮的治療。

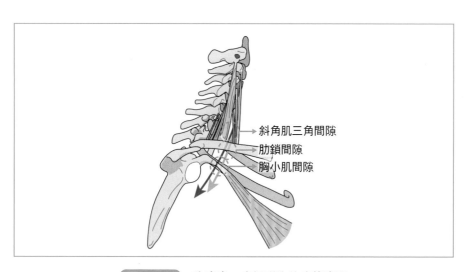

斜角肌三角間隙
肋鎖間隙
胸小肌間隙

圖 8-14　胸廓出口症候群胸的病態表現

胸廓出口症候群：臂神經叢和鎖骨下動脈在通過斜角肌三角間隙、肋鎖間隙、胸小肌間隙時，受到阻礙或壓迫，會在上臂出現疼痛、痠麻感，或是頸部和肩帶周圍出現疼痛、疲倦感等，症狀表現十分多樣。

3. 肩帶周圍攣縮的評估方式

肩帶周圍的攣縮在評估時，很難將肩鎖關節、肩胸關節、胸鎖關節三者分開評估，所以主要採取複合式的評估方式，以及利用觀察方式來評估。以下將介紹肩帶周圍的複合式評估方式，這種評估方式，是以肩帶周圍的整體硬度當作指標，是十分有用的評估方式。

實際進行時，採取側躺姿勢，髖關節呈90°屈曲，固定骨盆，同時將肩胛骨下壓、內收、後傾、向上迴旋（圖8-15）。這時候，如果肩帶無法碰到診療床面，就是陽性。檢查結果為陽性時，要懷疑是肌肉伸展性低下。這時要仔細評估提肩胛肌、菱狀肌、胸小肌，包含進行觸診，並伸展各肌肉。如果發現有肌肉短縮或痙攣的情形，要先進行肌肉放鬆，或適度地拉筋伸展，之後再進行攣縮的評估。

肌肉的部分如果改善了，評估卻仍然是陽性結果，就要懷疑是否有韌帶伸展度低下的問題。需評估的韌帶包含：肩鎖韌帶、喙鎖韌帶、前胸鎖韌帶、肋鎖韌帶、鎖骨間韌帶，將每個韌帶都伸展一遍，以排除肩帶周圍組織的攣縮問題。透過這個步驟，還可以讓肩關節獲得柔軟度。

關於肩帶周圍肌肉及韌帶的詳細觸診方式，請參照其他相關書籍[7]。

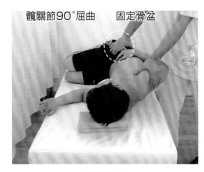
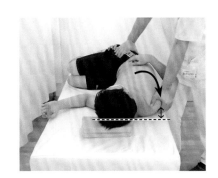

髖關節90°屈曲　　固定骨盆

起始姿勢　　　　　　　　　　　　評估時

圖8-15 **肩帶周圍的攣縮評估**

評估時，讓患者側躺。髖關節90°屈曲，將骨盆固定住，同時將肩胛骨下壓、內收、後傾、向上迴旋。若肩帶能碰到診療床面的話，就是陰性；若無法碰到床面，則測量和床面的距離。

4. 運動治療的具體方式

肩關節攣縮的在治療時，主要的治療對象是構成盂肱關節的軟組織。但是，不良姿勢跟肩胛骨的動作障礙，如果造成肩關節的功能和活動受限，此時就需要一併治療肩胛骨周圍的組織。

治療肩帶周圍組織的方式，包含對痙攣、縮短的肌肉組織做放鬆、伸展，或是將攣縮的韌帶做伸展，以求各組織獲得伸展性。

①肩胛骨周圍肌肉的治療操作方式

a）前鋸肌的放鬆及伸展方法

治療時，採取側躺姿勢。評估壓痛與肌肉張力，掌握肌肉痙攣或縮短的情況。治療者一手觸診前鋸肌的緊繃程度，另一手輕輕扶著肩帶，作為治療的起始位置。

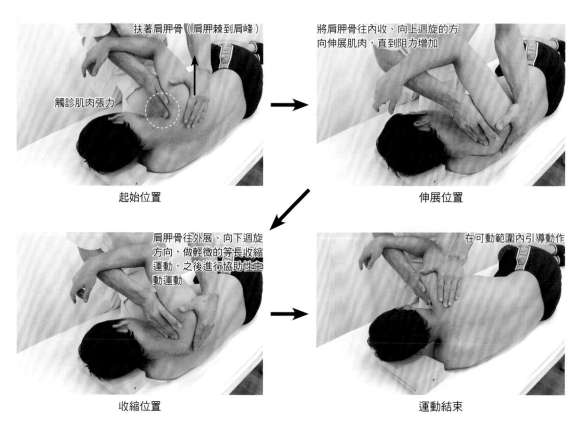

圖 8-16 前鋸肌（上肌束）的放鬆及伸展方法

有節律地重複以上一連串的動作，直到肌肉的緊繃與壓痛改善為止。

　　被動地做輕微的內收、向上迴旋，此時前鋸肌上肌束會感受到伸展。接著，從稍微伸展的位置，將肩胛骨往外展、下迴旋方向做輕度的等長收縮，抑制 Ib 傳導。之後，換成協助性主動運動，在該肌肉的可動範圍內引導肌肉收縮，可讓放鬆達到更好的效果，然後再讓肌肉伸展。（圖8-16）。

　　針對前鋸肌下肌束，使肩胛骨被動地輕微內收、向下迴旋，此時可觸診到下肌束伸展。接著，從稍微伸展的位置，將肩胛骨往外展、上迴旋方向做輕度等長收縮，抑制 Ib 傳導。之後，換成協助性主動運動，在該肌肉的可動範圍內引導肌肉收縮，可讓放鬆達到更好的效果，然後再讓肌肉伸展。（圖8-17）。

　　在該肌肉的可動範圍內引導動作，並使肌肉在動作時同步收縮，可讓放鬆和伸展達到更好的效果。有節律地重複以上一連串的動作，直到肌肉的緊繃與壓痛改善為止。

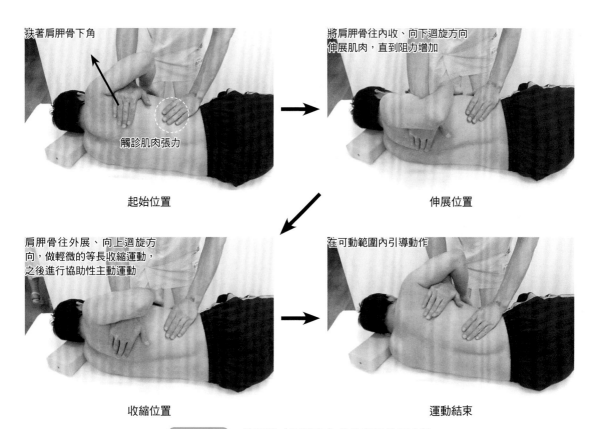

圖 8-17　前鋸肌（下肌束）的放鬆及伸展方法

有節律地重複以上一連串的動作，直到肌肉的緊繃與壓痛改善為止。

　　治療時，採取側躺姿勢。評估壓痛與肌肉張力，掌握肌肉痙攣和縮短的狀況。治療者一手觸診菱狀肌的緊繃程度，一手輕扶著肩胛骨內緣，以此為治療起始位置。

　　操作大菱狀肌時，引導肩胛骨輕微外展、向上迴旋，讓肌肉被動地拉伸，像是要將肌肉從止點的第2～第5胸椎棘突上拉開一樣；此時觸診可確認到大菱狀肌的伸展情形。接著，維持稍微伸展的姿勢，將肩胛骨往內收、向下迴旋的方向，進行等長收縮，以抑制 Ib 傳導。之後，改為協助性主動運動，在該肌肉的可動範圍內引導肌肉收縮，可讓放鬆達到更好的效果，然後再讓肌肉伸展（圖 8-18）。

肩帶功能障礙與肩關節活動範圍（攣縮）的關聯

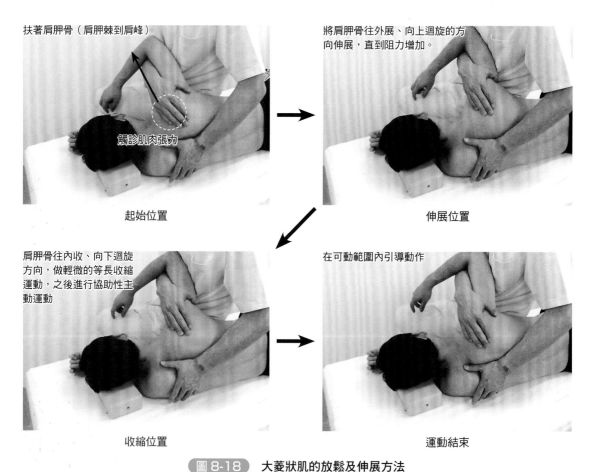

扶著肩胛骨（肩胛棘到肩峰）

觸診肌肉張力

起始位置

將肩胛骨往外展、向上迴旋的方向伸展，直到阻力增加。

伸展位置

肩胛骨往內收、向下迴旋方向，做輕微的等長收縮運動，之後進行協助性主動運動

收縮位置

在可動範圍內引導動作

運動結束

圖 8-18　大菱狀肌的放鬆及伸展方法

有節律地重複以上一連串的動作，直到肌肉的緊繃與壓痛改善為止。

在該肌肉的可動範圍內引導動作，並使肌肉在動作時同步收縮，可讓放鬆和伸展達到更好的效果。有節律地重複以上一連串的動作，直到緊繃與壓痛改善為止。

操作小菱狀肌時，引導肩胛骨輕微外展、向上迴旋，讓肌肉被動地拉伸，像是要將肌肉從止點的第7頸椎、第1胸椎棘突上拉開一樣；此時觸診可確認到小菱狀肌的伸展情形。接著，維持稍微伸展的姿勢，將肩胛骨往內收、向下迴旋的方向，進行等長收縮，以抑制Ib傳導。之後，換成協助性主動運動，在該肌肉的可動範圍內引導肌肉收縮，可讓放鬆達到更好的效果，接著再讓肌肉伸展（圖8-19）。

在該肌肉的可動範圍內引導動作，並使肌肉在動作時同步收縮，可讓放鬆和伸展達到更好的效果。有節律地重複以上一連串的動作，直到緊繃與壓痛改善為止。

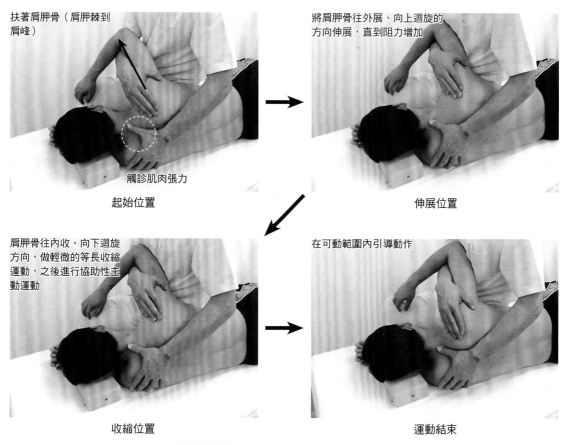

扶著肩胛骨（肩胛棘到肩峰）

觸診肌肉張力

起始位置

將肩胛骨往外展、向上迴旋的方向伸展，直到阻力增加

伸展位置

肩胛骨往內收、向下迴旋方向，做輕微的等長收縮運動，之後進行協助性主動運動

收縮位置

在可動範圍內引導動作

運動結束

圖 8-19　小菱狀肌的放鬆及伸展方法

有節律地重複以上一連串的動作，直到緊繃與壓痛改善為止。

治療時，採取側臥姿勢。評估壓痛與肌肉張力，掌握肌肉痙攣和縮短的狀況。治療者一手觸診提肩胛肌的緊繃程度，一手輕扶著肩胛骨上角，以此為治療的起始位置。

操作提肩胛肌時，引導肩胛骨輕微下壓、向上迴旋，讓肌肉被動地拉伸，像是肌肉要從止點的第1～第4頸椎橫突上拉起一樣；此時觸診可確認到提肩胛肌的伸展情形。接著，維持稍微伸展的姿勢，將肩胛骨往上提、向下迴旋的方向，進行等長收縮，以抑制 Ib 傳導。之後，換成協助性主動運動，在該肌肉的可動範圍內引導肌肉收縮，可讓放鬆達到更好的效果，然後再讓肌肉伸展（圖8-20）。

在該肌肉的可動範圍內引導動作，並使肌肉在動作時同步收縮，可讓放鬆和伸展達到更好的效果。有節律地重複以上一連串的動作，直到肌肉的緊繃與壓痛改善為止。

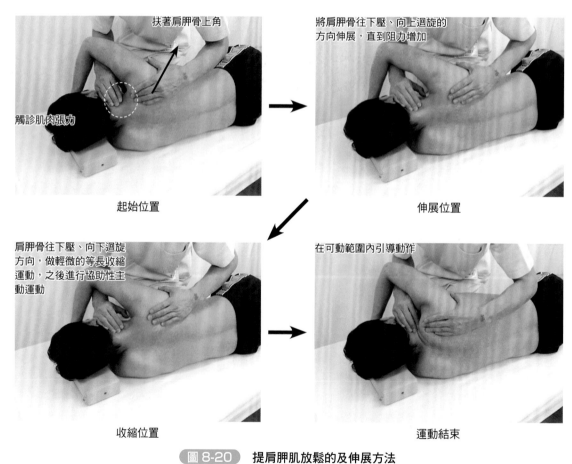

扶著肩胛骨上角

觸診肌肉張力

起始位置

將肩胛骨往下壓、向上迴旋的方向伸展，直到阻力增加

伸展位置

肩胛骨往下壓、向下迴旋方向，做輕微的等長收縮運動，之後進行協助性主動運動

收縮位置

在可動範圍內引導動作

運動結束

圖 8-20　提肩胛肌放鬆的及伸展方法

有節律地重複以上一連串的動作，直到肌肉的緊繃與壓痛改善為止。

　　治療時，採取側臥姿勢。評估壓痛與肌肉張力，掌握肌肉痙攣和縮短的狀況。治療者一手觸診胸小肌的緊繃程度，一手輕扶著肩帶（肩胛棘和鎖骨），以此為治療的起始位置。

　　操作胸小肌時，引導肩胛骨輕微上提、後傾、向上迴旋，讓肌肉被動地拉伸；此時觸診可確認到提胸小肌的伸展情形。接著，維持稍微伸展的姿勢，將肩胛骨往下壓、前傾、向下迴旋的方向，進行等長收縮，以抑制 Ib 傳導。之後，換成協助性主動運動，在該肌肉的可動範圍內引導肌肉收縮，可讓放鬆達到更好的效果，然後再讓肌肉伸展（圖8-21）。

　　在該肌肉的可動範圍內引導動作，並使肌肉在動作時同步收縮，可讓放鬆和伸展達到更好的效果。有節律地重複以上一連串的動作，直到肌肉的緊繃與壓痛改善為止。

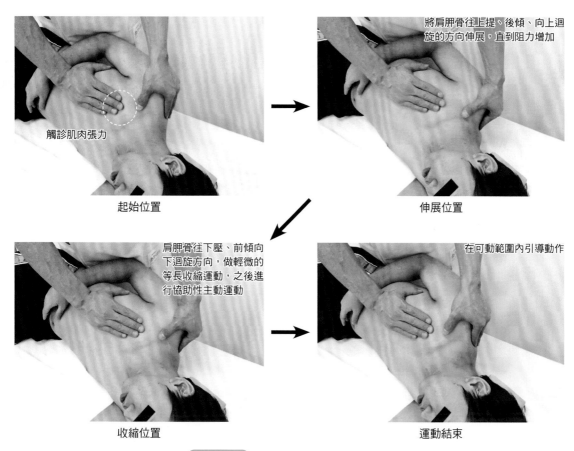

起始位置

伸展位置

將肩胛骨往上提、後傾、向上迴旋的方向伸展，直到阻力增加

觸診肌肉張力

收縮位置

肩胛骨往下壓、前傾向下迴旋方向，做輕微的等長收縮運動，之後進行協助性主動運動

運動結束

在可動範圍內引導動作

圖 8-20　　**胸小肌的放鬆及伸展方法**

有節律地重複以上一連串的動作，直到肌肉的緊繃與壓痛改善為止。

肩帶功能障礙與肩關節活動範圍（攣縮）的關聯

② 肩胛骨周圍韌帶的治療操作方式

a）肩鎖韌帶的伸展方式

治療時，採取側躺姿勢。將韌帶引導至伸展位置，確認韌帶緊繃的情況。治療者用一手觸診肩鎖關節，另一手扶著肩胛骨，作為治療的起始位置。

伸展肩鎖韌帶前纖維時，是以鎖骨為基準，讓肩胛骨被動地內收、向後滑動[7]。操作的同時，一邊觸摸韌帶，以確認前纖維伸展時伴隨的緊繃。伸展到一定程度之後，將肩胛骨引導回起始位置。有節律地反覆操作這一連串的動作，直到韌帶能夠伸展為止（圖8-22 上）。

伸展肩鎖韌帶後纖維時，是以鎖骨為基準，讓肩胛骨被動地外展、向前滑動[7]。操作的同時，一邊觸摸韌帶，以確認後纖維伸展時伴隨的緊繃。伸展到一定程度之後，將肩胛骨引導回起始位置。有節律地反覆操作這一連串的動作，直到韌帶能夠伸展為止（圖8-22 下）。

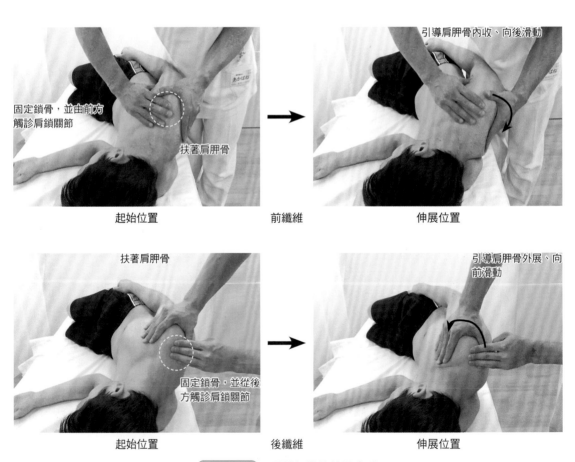

圖 8-22　**肩鎖韌帶的伸展方式**

有節律地重複整組動作，直到韌帶得以伸展。

b）喙鎖韌帶的伸展方式

　　治療時，採取側躺姿勢。將韌帶引導至伸展位置，確認韌帶緊繃的情況。治療者用一手觸診喙突和鎖骨之間，另一手扶著肩峰，作為治療的起始位置。

　　伸展錐狀韌帶時，讓肩胛骨被動地向上迴旋[7]。操作的同時，一邊觸摸錐狀韌帶，以確認伸展時伴隨產生的緊繃。伸展到一定程度之後，將肩胛骨引導回起始位置。有節律地重複以上一連串的動作，直到韌帶能夠伸展為止（圖8-23 上）。

　　伸展菱形韌帶時，讓肩胛骨被動地向下迴旋[7]。操作的同時，一邊觸摸菱形韌帶，以確認伸展時伴隨產生的張力。伸展到一定程度之後，將肩胛骨引導回起始位置。有節律地重複以上動作，直到韌帶能夠伸展為止（圖8-23 下）。

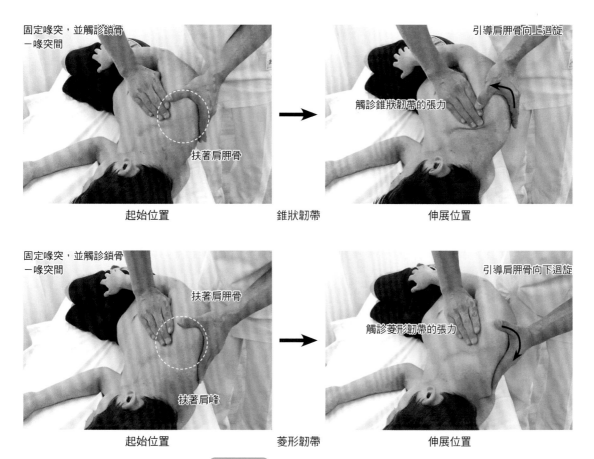

固定喙突，並觸診鎖骨－喙突間　　扶著肩胛骨　　引導肩胛骨向上迴旋　　觸診錐狀韌帶的張力

起始位置　　錐狀韌帶　　伸展位置

固定喙突，並觸診鎖骨－喙突間　　扶著肩胛骨　　扶著肩峰　　引導肩胛骨向下迴旋　　觸診菱形韌帶的張力

起始位置　　菱形韌帶　　伸展位置

圖 8-23　喙鎖韌帶的伸展方式

有節律地重複整組動作，直到韌帶得以伸展。

　　治療時，採取側躺姿勢。將韌帶引導至伸展位置，確認韌帶緊繃的情況。伸展前胸鎖韌帶時，治療者一隻手觸診胸鎖關節前側，另一手扶著鎖骨遠端處，以此為治療的起始位置。

　　讓鎖骨被動地下壓、伸展[7]。操作的同時，一邊觸摸前胸鎖韌帶，以確認伸展時增加的緊繃感。伸展達到一定程度後，將鎖骨回歸起始位置。有節律地重複以上動作，直到韌帶能夠伸展為止（圖**8-24**）。

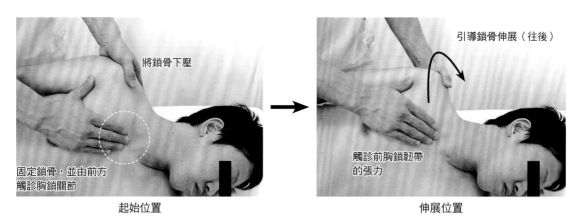

將鎖骨下壓

引導鎖骨伸展（往後）

固定鎖骨，並由前方
觸診胸鎖關節

觸診前胸鎖韌帶
的張力

起始位置

伸展位置

圖 8-24　**前胸鎖韌帶的伸展方式**

有節律地重複整組動作，直到韌帶得以伸展。

　　伸展肋鎖韌帶時，治療者一隻手觸診第1肋和鎖骨之間，另一手扶著鎖骨遠端，以此為起始位置。將鎖骨上提20°，以此角度被動地伸展[7]。操作的同時，一邊觸摸肋鎖韌帶，以確認伸展時增加的緊繃感。伸展達到一定程度之後，將鎖骨回歸起始位置。有節律地重複整組動作，直到韌帶和肌肉得以伸展（圖**8-25**）。

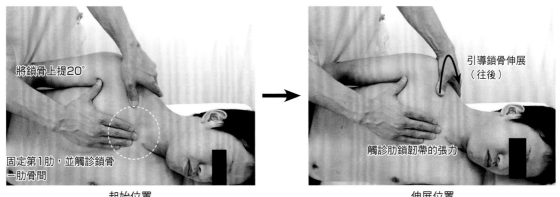

將鎖骨上提20°

引導鎖骨伸展
（往後）

固定第1肋，並觸診鎖骨
一肋骨間

觸診肋鎖韌帶的張力

起始位置　　　　　　　　　　　　　　　　　伸展位置

圖 8-25　肋鎖韌帶的伸展方式

有節律地重複整組動作，直到韌帶得以伸展。

伸展鎖骨間韌帶時，治療者一隻手從頭側觸診鎖骨的胸骨端和胸骨上切跡，另一手扶著鎖骨遠端，以此為起始位置。鎖骨確實地下壓，此時加入被動伸展[7]。操作的同時，一邊觸摸鎖骨間韌帶，以確認伸展時伴隨產生的緊繃。伸展達到一定程度後，將鎖骨回歸起始位置。有節律地重複以上動作，直到韌帶能夠伸展為止（圖 **8-26**）。

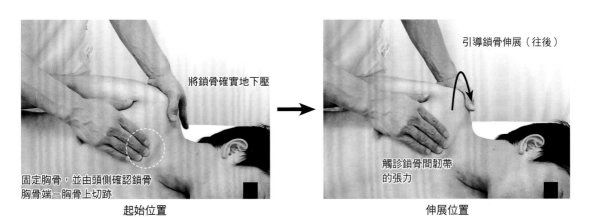

將鎖骨確實地下壓

引導鎖骨伸展（往後）

固定胸骨，並由頭側確認鎖骨
胸骨端一胸骨上切跡

觸診鎖骨間韌帶
的張力

起始位置　　　　　　　　　　　　　　　　　伸展位置

圖 8-26　鎖骨間韌帶的伸展方式

有節律地重複整組動作，直到韌帶得以伸展。

【参考文獻】

1) Nishi S：Miologio de la Japano. Statistika raportopri muskolanomaliojce japanoj. Ⅲ. Muskoloj de trunko（1）. Med Sci 2：109-121, 1953.

2) 秋田恵一：肩甲帯の解剖から見た肩こり・痛み. 肩のこり・痛みの診かた 治しかた. 菅谷啓之（編）, 全日本病院出版社. 2011, pp6-14.

3) RahmanH, et al：An anomalous cleido-occipital muscle. ActaAnat 150：156-158, 1994.

4) 林典雄, 他：胸郭出口症候群に対する運動療法とその成績について. The Journal of Clinical Physical Therapy 7：6-9, 2004.

5) 横須賀均, 他：僧帽筋欠如の1例. 岩医大歯科誌 7：88-92, 1982.

6) 見目智紀, 他：僧帽筋の機能―僧帽筋欠損症2例からの考察―. 肩関節 33：571-574, 2009.

7) 林典雄：機能解剖学的触診技術 上肢 第2版, メジカルビュー社. 2011, pp108-133, 202-222.

8) 林典雄, 他：肩関節の機能解剖. MB Med Reha 73：1-8, 2006.

9) 山口光圀, 他：肩関節, Cuff-Y exercise. 整形外科理学療法の理論と技術. 山嵜勉（編）, メジカルビュー社. 2001, pp202-251.

10) Hamada J, et al：A cadaveric study of serratus anterior muscle and long thoracie nerve. JSES 17：790-794, 2008.

11) 加藤清忠, 他：肩甲挙筋、菱形筋および前鋸筋の形態学的解析. 解剖誌 53：229-256, 1978.

12) 壇順司, 他：運動器の機能解剖 肩関節7. 理学療法 21（8）：1012-1016, 2004.

13) Wiater JM, et al：Long thoracic nerve injury. Clin Orthop 368：17-27, 1999.

14) 信原克哉：肩 その機能と臨床 第3版, 医学書院, 2001.

15) 和田卓郎, 他：モーション解剖アトラス 上肢・体幹. 青木光広（編）, メジカルビュー社. 2008, pp2-35.

16) 浜田純一郎：肩こりの文化的背景および原発性肩こりの診察と治療法. 菅谷啓之（編）, 全日本病院出版社. 2011, pp42-47.

17) 山崎正博, 他：肩甲挙筋背側迷束, 特にその神経分布様式. 解剖誌 57：97-104, 1982.

18) 島田幸造：神経麻痺／損傷. 肩の外来. 越智隆弘, 他（編）, メジカルビュー社. 2002, pp169-178.

19) Ludewig PM, et al：Alterations in shoulder kinematics and associated muscle activity in people with symptoms of shoulder impingement 80：276-291, 2000.

肩帯功能障礙與肩關節活動範圍（攣縮）的關聯

20) Lukasiewicz AC, et al：Comparison of 3-dimensional scapular position and orientation between subjects with and without shoulder impingement. J Orthop Sports PhysTher 29：574-583, 1999.

21) Borstad JD, et al：The effect of long versus short pectoralis minor resting length on scapular kinematics in healthy individuals. J Orthop Sports PhysTher 35：227-238, 2005.

22) 細居雅敏：胸郭出口症候群牽引型に対する運動療法．整形外科運動療法ナビゲーション 上肢．林典雄，他，メジカルビュー社．2008, pp26-29.

23) 北村齡男，他：胸郭出口症候群．MB Orthop 23（3）：15-22, 2010.

24) Finley MA, et al：Effect of sitting posture on 3-dimensional scapular kinematics measured by skin-mounted electromagnetic tracking sensors. Arch Phys Med Rehabil 84：563-568, 2003.

25) Ide J, et al：Compression and stretching of brachial plexus in thoracic outlet syndrome：correlation between neuroradiographic findings and signs and symptoms produced by provocation manoeuvres. J Hand Surg 28-B：218-223,2003.

附錄：肩關節三種位置在迴旋時伸展到的軟組織

　　在評估肩關節攣縮時，肩下垂位（1 st position）、肩外展位（2 nd position）、肩水平內收位（3 rd position）的迴旋活動範圍評估，可以獲得許多的資訊。尤其是熟悉該位置會伸展到哪些軟組織，在臨床上極為重要。以下將「肩關節三種位置在迴旋時伸展到的軟組織」做了整理，希望或多或少能給大家帶來幫助。

表　肩關節三種位置在迴旋時伸展到的軟組織

肩下垂位的外旋
　　棘上肌前纖維、肩胛下肌上纖維、旋轉肌間隔、喙肱韌帶、前上側關節囊、SGHL

肩下垂位的內旋
　　棘上肌後纖維、棘下肌上纖維（橫向纖維）、後上側關節囊

肩外展位的外旋
　　肩胛下肌下纖維、前下側關節囊、MGHL、AIGHL

肩外展位的內旋
　　棘下肌下纖維（斜向纖維）、後下側關節囊

肩水平內收位的外旋
　　大圓肌、前下側關節囊

肩水平內收位的內旋
　　小圓肌、後下側關節囊、PIGHL

肩関節拘縮の評価と運動療法

Copyright © 2013 Yoshikazu Akabane / Norio Hayashi
Original Japanese edition published by Publisher of Motion and Medical Co., Ltd.
Complex Chinese translation rights arranged with Publisher
Complex Chinese translation rights © 2020 by Maple Leaves Publishing Co., Ltd.

肩關節攣縮的評估與運動治療

出　　　版╱楓葉社文化事業有限公司
地　　　址╱新北市板橋區信義路163巷3號10樓
郵 政 劃 撥╱19907596　楓書坊文化出版社
網　　　址╱www.maplebook.com.tw
電　　　話╱02-2957-6096
傳　　　真╱02-2957-6435
監　　　修╱林典雄
執　　　筆╱赤羽根良和
插　　　畫╱谷本健
翻　　　譯╱鍾佳錦、吳蘊真、笹岡敦子
企 劃 編 輯╱陳依萱
校　　　對╱黃薇霓
港 澳 經 銷╱泛華發行代理有限公司
定　　　價╱850元
二 版 日 期╱2021年12月

國家圖書館出版品預行編目資料

肩關節攣縮的評估與運動治療 / 赤羽根良
和作；鍾佳錦, 吳蘊真, 笹岡敦子翻譯. --
初版. -- 新北市：楓葉社文化, 2020.07
面；　公分

ISBN 978-986-370-218-4（平裝）

1. 冷凍肩　2. 運動療法

416.613　　　　　　　　　109006027